U0388676

守护健康

学会吃！快速调理痛风

胡维勤◎主编

黑龙江科学技术出版社
HEILONGJIANG SCIENCE AND TECHNOLOGY PRESS

图书在版编目（CIP）数据

学会吃！快速调理痛风 / 胡维勤主编. -- 哈尔滨:
黑龙江科学技术出版社，2018.1
（守护健康）
ISBN 978-7-5388-9435-6

Ⅰ.①学… Ⅱ.①胡… Ⅲ.①痛风—食物疗法 Ⅳ.①R247.1

中国版本图书馆CIP数据核字(2017)第304466号

学会吃！快速调理痛风

XUE HUI CHI ! KUAISU TIAOLI TONGFENG

主　　编　胡维勤
责任编辑　徐　洋
摄影摄像　深圳市金版文化发展股份有限公司
策划编辑　深圳市金版文化发展股份有限公司
封面设计　深圳市金版文化发展股份有限公司
出　　版　黑龙江科学技术出版社
地址：哈尔滨市南岗区公安街70-2号　邮编：150007
电话：（0451）53642106　传真：（0451）53642143
网址：www.lkcbs.cn
发　　行　全国新华书店
印　　刷　深圳市雅佳图印刷有限公司
开　　本　685 mm×920 mm　1/16
印　　张　13
字　　数　200千字
版　　次　2018年1月第1版
印　　次　2018年1月第1次印刷
书　　号　ISBN 978-7-5388-9435-6
定　　价　39.80元

目录 CONTENTS

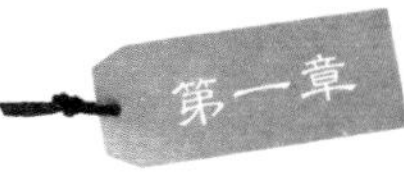

学会吃粮食谷物类

002 大米
003 健康大米饭
003 烧鸭煲仔饭
004 小米
005 小米绿豆粥
005 小米蔬菜球
006 糙米
007 糙米杂粮饭
007 圣女果豆腐糙米饭
008 糯米
009 糯米木瓜蒸饭
009 芒果糯米饭
010 面粉
011 七彩小笼包
011 芹菜小笼包
012 薏米
013 薏米瘦肉冬瓜粥
013 橙子结瓜薏米汤
014 玉米
015 蒸玉米粒
015 香油玉米
016 燕麦
017 燕麦牛奶草莓羹
017 红豆燕麦牛奶粥
018 黑米
019 黑米饭
019 黑米粥
020 绿豆
021 萝卜绿豆天冬粥
021 鸽子绿豆汤
022 芸豆
023 话梅芸豆
023 芸豆大枣
024 黑豆
025 姜汁黑豆豆浆
025 糯米黑豆粥
026 豆腐
027 家常豆腐
027 胡萝卜丝烧豆腐
028 豆腐干
029 美味卤豆腐干
029 农家小香干

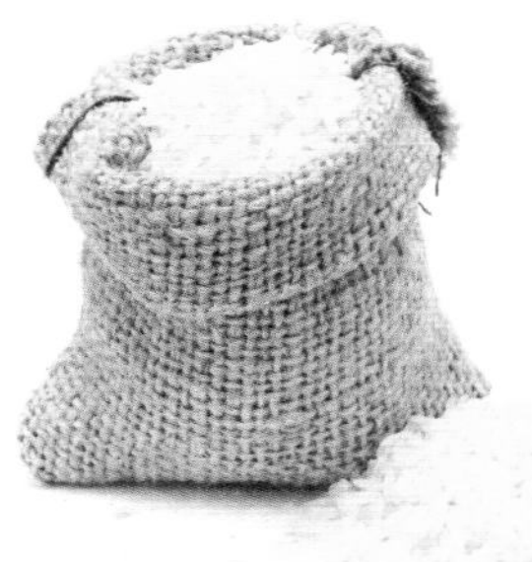

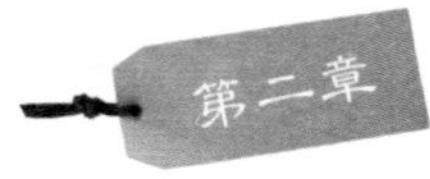

学会吃肉类、蛋类

032 猪血
033 韭菜猪血
033 春笋炒血豆腐
034 鸡蛋
035 西红柿鸡蛋拌面
035 葱花蒸鸡蛋
036 鸭蛋
037 芹菜煎鸭蛋
037 鸭蛋芥菜汤
038 皮蛋
039 皮蛋瘦肉粥
039 黄瓜皮蛋
040 鹌鹑蛋
041 鹌鹑蛋蔬菜汤
041 香菇蒸鹌鹑蛋
042 猪肉
043 鱼蓉瘦肉粥
043 胡萝卜炒肉丝
044 鸡肉
045 鸡肉卷
045 双椒松子鸡丝
046 鸭肉
047 熟炒鸭片
047 五香烧鸭
048 猪肝
048 猪小肠
048 猪脾
049 牛肝
049 鸡肝
049 鸭肝

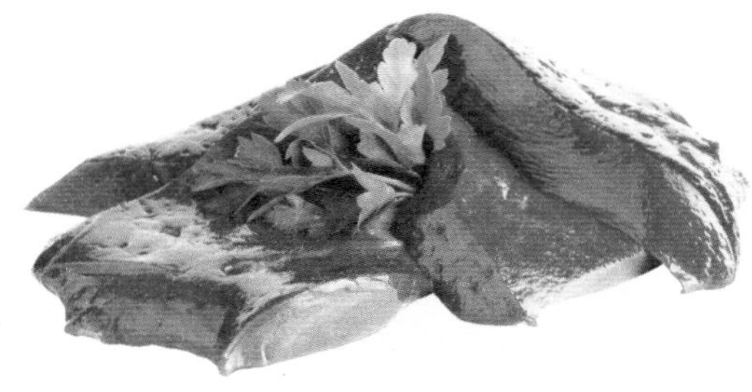

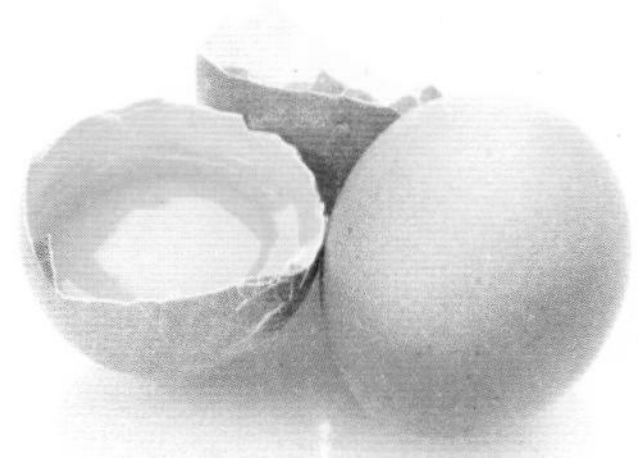

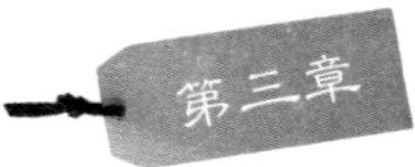

第三章 学会吃水产类

052 海参
053 木瓜海参盅
053 海参西蓝花饭
054 海蜇皮
055 菜心海蜇皮
055 金针菇海蜇荞麦面
056 鲫鱼
057 鲫鱼蒸水蛋
057 豆豉鲫鱼汤
058 草鱼
059 草鱼煨冬瓜
059 茶树菇草鱼汤
060 鲤鱼
061 糖醋全鲤
061 鲤鱼炖冬瓜
062 紫菜
062 带鱼
062 乌鱼
063 牡蛎
063 干贝
063 草虾

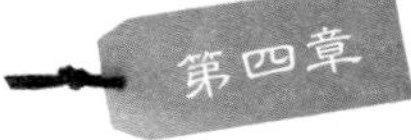

第四章 学会吃蔬菜菌菇类

066 大白菜
067 大白菜拌西红柿
067 板栗煨白菜
068 空心菜
069 清炒空心菜
069 腰果炒空心菜
070 芹菜
071 芹菜粥
071 蒸芹菜叶
072 马齿苋
073 马齿苋薏米绿豆汤
073 凉拌马齿苋
074 芥菜
075 什锦芥菜
075 泡酸芥菜
076 黄瓜
077 五彩黄瓜卷
077 拍黄瓜
078 冬瓜
079 冬瓜汤
079 果味瓜排
080 苦瓜
081 素炒苦瓜
081 豉汁苦瓜
082 丝瓜
083 丝瓜薏米粥
083 丝瓜肉末炒刀削面
084 白萝卜
085 酸辣萝卜丝
085 泡白萝卜

086 胡萝卜
087 胡萝卜蔬菜汤
087 酱香胡萝卜
088 西红柿
089 奶油西红柿
089 蜂蜜西红柿
090 茄子
091 蒜香茄子
091 鱼香茄子
092 山药
093 松花蛋炒山药
093 山药炖鸡腿
094 红薯
095 红薯胡萝卜丁
095 姜丝红薯
096 芋头
097 香芋南瓜煲
097 芋头汤
098 土豆
099 烤土豆
099 椒盐土豆丝
100 黑木耳
101 白菜木耳炒肉丝
101 小葱黑木耳
102 西蓝花
103 西蓝花炒胡萝卜
103 西蓝花玉米浓汤
104 竹笋
105 竹笋拌黄瓜
105 清拌竹笋
106 马蹄
107 马蹄炒玉米笋
107 大蒜炒马蹄

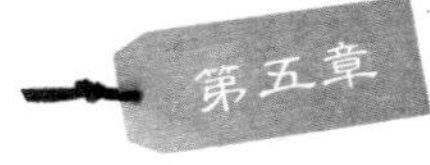

学会吃水果类

110 苹果
111 草莓苹果沙拉
111 苹果蔬菜沙拉
112 梨
113 雪梨汁
113 雪梨菠萝汁
114 菠萝
115 盐水菠萝
115 菠萝甜汁
116 橙子
117 橙子汁
117 橙子水果拼盘
118 橘子
119 橘子汁
119 橘子沙拉
120 哈密瓜
121 哈密瓜球
121 哈密瓜汁
122 西瓜
123 西瓜汁
123 西瓜沙拉

124 芒果

125 鲜芒果冰淇淋

125 芒果飘雪

126 柠檬

127 柠檬蜜水

127 冻柠茶

128 枇杷

129 枇杷糖水

129 枇杷果冻爽

130 葡萄

131 葡萄汁

131 梨子葡萄柠檬汁

132 石榴

133 石榴梨思慕雪

133 石榴汁

134 桃子

135 桃汁

135 桃燕麦牛奶羹

136 香蕉

137 蓝莓香蕉牛奶羹

137 香蕉牛奶

138 木瓜

139 木瓜汁

139 木瓜炖奶

140 樱桃

141 樱桃汁

141 糖水泡樱桃

142 猕猴桃

143 猕猴桃雪糕

143 芹菜猕猴桃梨汁

144 杨梅

145 梦幻杨梅汁

145 杨梅汁

146 火龙果

147 火龙果汁

147 火龙果水果拼盘

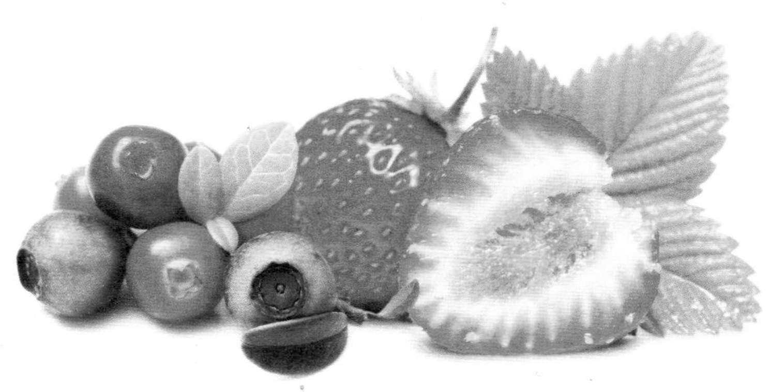

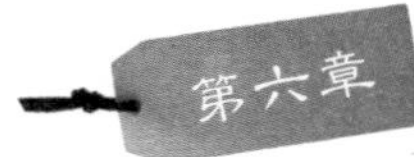

第六章 学会吃干果类

150 核桃
151 小蒜拌核桃仁
151 琥珀桃仁
152 板栗
153 板栗饭
153 板栗酱汁鸡
154 莲子
155 辣味莲子
155 葱花莲子
156 腰果
157 香油腰果
157 腰果莴笋炒山药
158 花生
159 陈醋花生
159 老醋四样
160 甜杏仁
161 杏仁大米豆浆
161 豆腐杏仁花生粥
162 黑芝麻
163 黑芝麻花生粥
163 黑芝麻煎饼

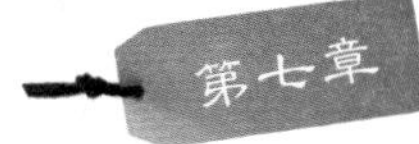

第七章 饮品类

166 牛奶
167 纯正香草奶昔
167 柠檬奶茶
168 苏打水
169 西芹苏打汁
169 冰糖苏打梨汁
170 红茶
171 山楂红茶
171 润肤红茶
172 普洱茶
173 普洱菊花茶
173 桂花普洱茶
174 绞股蓝茶
175 杜仲绞股蓝茶
175 车前绞股蓝茶
176 酸奶
177 酸奶核桃仁
177 芒果酸奶汁
178 绿茶
179 柴胡绿茶
179 勿忘我绿茶

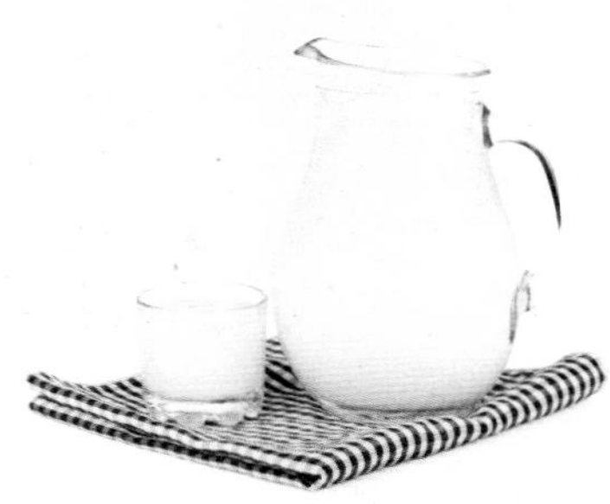

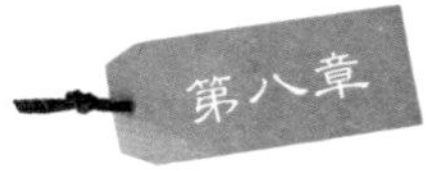

第八章 其他类

182 榨菜
183 榨菜炒鸭胗
183 榨菜炒白萝卜丝
184 生姜
185 姜汁牛奶
185 生姜炖冬瓜
186 醋
187 醋拌茄子
187 花生醋菠菜
188 橄榄油
189 橄榄油拌蔬菜沙拉
189 橄榄油拌蝴蝶面
190 葱
191 葱油珍菌
191 葱花芹菜炒土豆片
192 花生油
193 花生油炒南瓜丝
193 花生油焖茄子
194 色拉油
195 色拉油拌西芹
195 色拉油烤西葫芦
196 大蒜
197 蒜泥青椒
197 蒜香黄瓜
198 鸡精
198 醪糟
198 酵母粉

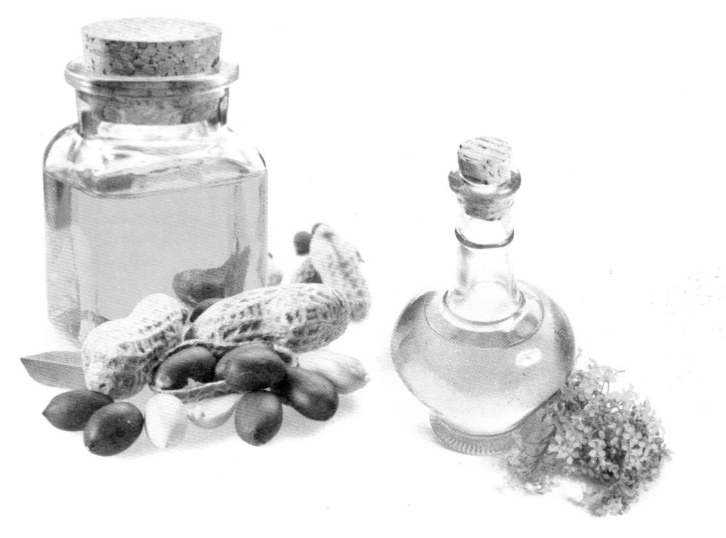

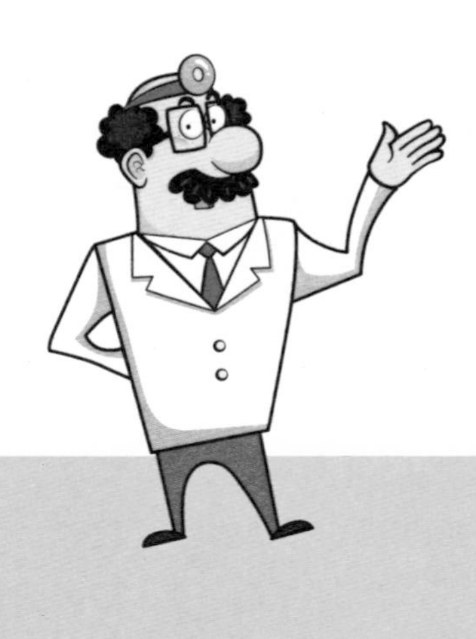
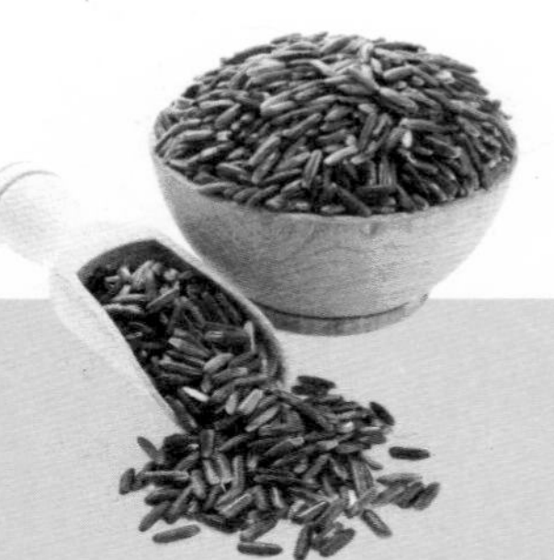
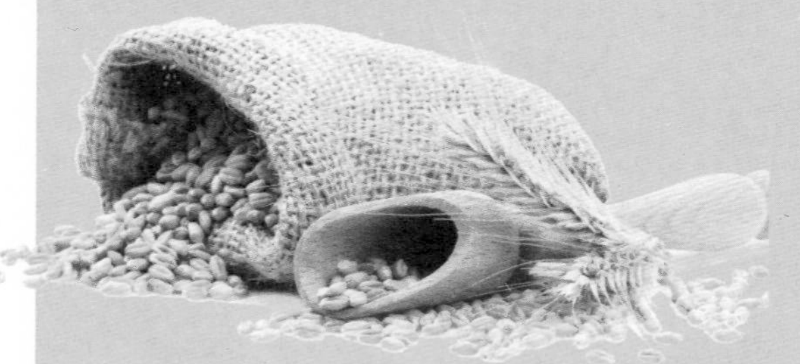

第一章

学会吃粮食谷物类

主食中淀粉类的食物为我们人体提供了大量热量，是我们生命活动的主要来源。人体所必需的糖类广泛地存在于大米、面粉、豆类等食物中，是人体合成蛋白质、核糖、核酸的基本成分，有助于尿酸的排出。

本章主要介绍了大米、小米、糯米、糙米、黑米、大麦等嘌呤含量很低、适宜痛风患者食用的主食和淀粉类食物，从而能够帮助人们控制病情，及早恢复健康。

大米

【调理关键词】促进尿酸排出

【酸碱性】属于酸性食物

热量
1452.5
千焦/100克

调理痛风的食疗吃法

大米一般可做成米饭或米粥，可以和各种食材搭配，比如小米、黑米、燕麦、各种豆类、多种蔬菜和水果等，还可以根据个人的口味和体质灵活添加。

对痛风的食疗功效

大米是日常生活中最常见的主食，也是供给人体能量的主要来源。大米中含有丰富的淀粉、维生素及微量元素等，具有有效碱化尿液、促进体内尿酸排出的功效。此外，精制大米的嘌呤含量较未加工前低，比较适合痛风患者日常食用。

食用注意

大米可以蒸，也可以焖，但是不宜捞，捞饭会造成大米中维生素的流失。此外，煮大米粥的时候需特别注意，不能放碱，避免破坏大米中的维生素。

宜
大米＋胡萝卜→清肝明目
大米＋青豆→补中益气
大米＋黑米→能够使血糖平稳

忌
大米＋蜂蜜→引起胃痛
大米＋蕨菜→破坏维生素 B_1

健康大米饭

原料

大米 100 克，豌豆、玉米粒各 30 克，胡萝卜 1 根，红彩椒 1 个，植物油适量

制作

1 大米洗净；豌豆、玉米粒洗净。

2 胡萝卜洗净，去皮，切丁；红彩椒洗净，去蒂，切丁。

3 往锅中涂植物油，放入大米，加适量水，放进豌豆、胡萝卜丁、玉米粒、红彩椒丁，搅拌均匀。

4 用大火煮沸后，转用小火煮成饭，盛入碗中即可。

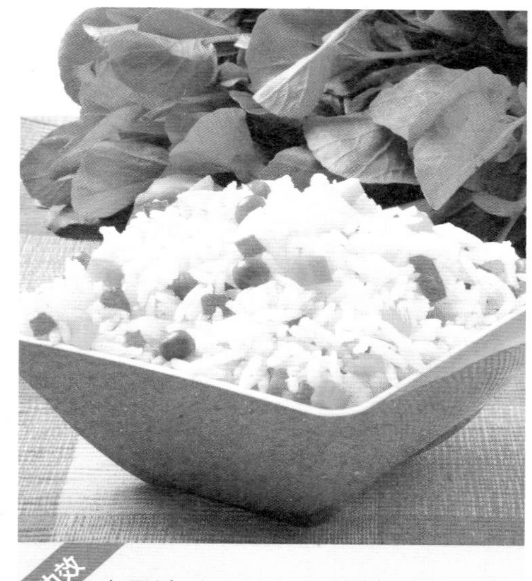

功效 本品清肝明目，可改善体质，适合痛风患者日常食用。

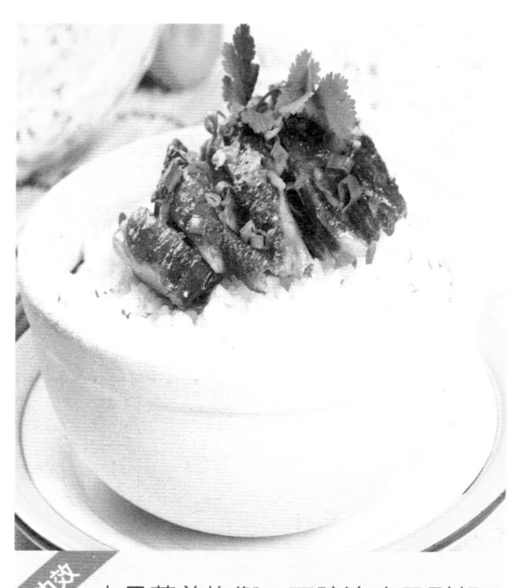

功效 本品营养均衡，可防治痛风引起的关节、肌肉发炎肿痛等症状。

烧鸭煲仔饭

原料

大米150克，烧鸭块200克，盐、大葱段、葱末、香菜、白糖、油各适量

制作

1 大葱段入热油锅中煸炒，将葱油沥出。

2 在砂锅中放入淘好的大米，加盐、白糖、油和适量水，开火焖 20 分钟。

3 最后再将烧鸭放于焖好的米饭上，淋上葱油，撒上葱末、香菜，再焖几分钟即可。

小米

【调理关键词】健胃消食，补益虚损

【酸碱性】属于碱性食物

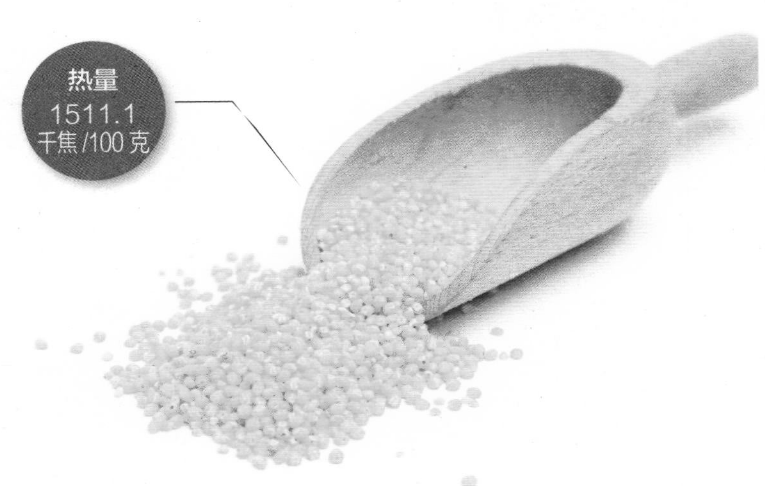

调理痛风的食疗吃法

小米可以蒸饭，也能够煮成粥，而且还可以磨成粉制成饼、发糕等食品。由于小米的氨基酸组成不够理想，适宜与大豆或者肉类食物混合食用。

对痛风的食疗功效

小米中含有类雌激素物质，有保护皮肤、延缓衰老的作用。小米因富含维生素B_1、维生素B_{12}等，具有防治消化不良及口角生疮的功效。小米嘌呤含量低，适合痛风患者食用，还能为其补充营养。

食用注意

在煮小米粥的时候不能放碱，否则会破坏B族维生素。此外，小米粥虽然适合痛风患者食用，但是不能用小米代替其他主食，应该和其他粮食类调剂食用，避免造成营养缺失或不均衡。

宜

小米＋大米 → 健胃益脾

小米＋菠菜 → 健脾和胃

小米＋洋葱 → 降脂降糖

忌

小米＋杏仁 → 会使人泄泻

小米＋虾皮 → 导致呕吐

小米＋小麦 → 对脾胃不好

小米绿豆粥

原料

小米 150 克，绿豆 100 克，白糖 20 克

制作

1 小米、绿豆洗净，泡水 30 分钟，备用。

2 锅中放适量水，加入小米、绿豆，大火煮开。

3 大火煮沸后转用小火煮至小米熟烂，当绿豆熟透时，再调入白糖即可食用。

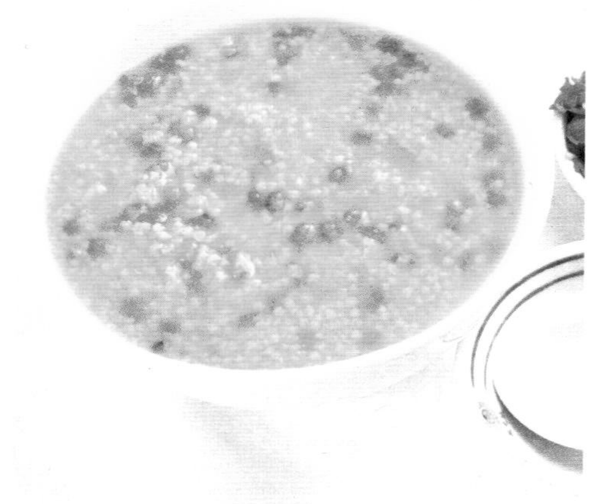

功效 本品用小米搭配绿豆，营养均衡，很适合痛风并发高脂血症患者。

小米蔬菜球

原料

小米粉50克，面粉适量，菠菜叶30克，鸡蛋1个，食用油适量

制作

1 菠菜叶洗净，切成碎末，然后用面粉将菠菜叶做成一个个小球。

2 小米粉和面粉混合均匀，加水搅拌成糊状，然后在菠菜球上裹上一层小米糊。

3 油锅烧热后，在蔬菜球上涂一层鸡蛋液，即可放进油锅煎炸，稍炸即可食用。

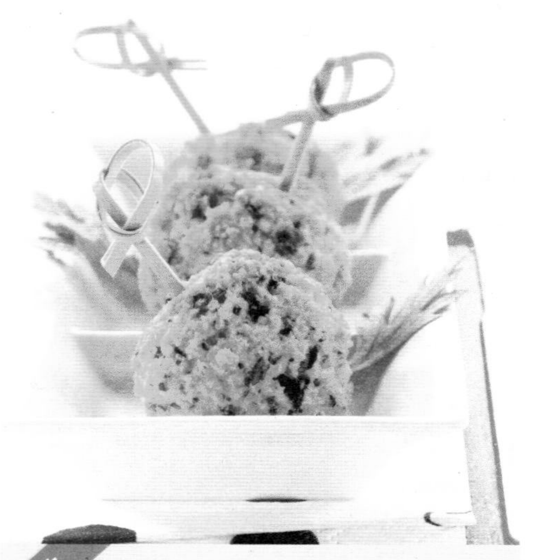

功效 本品健脾开胃、营养丰富，是痛风患者的健康美味食谱之一。

糙米

【调理关键词】补中益气、调和五脏

【酸碱性】属于酸性食物

热量
1540.4
千焦/100克

调理痛风的食疗吃法

用糙米煮粥时，适宜用慢熬的方式，因为用小火慢熬至黏稠，表面就会出现一层厚厚的粥皮。粥皮具有很好的滋阴补阳的功效，食用后人显得气色很好。而且，发了芽的糙米营养价值更加高。

对痛风的食疗功效

糙米胚芽中富含的维生素E能够促进血液循环，可有效维护全身机能，保持肾脏排泄功能，从而有利于尿酸排出。糙米还富含膳食纤维，有助于排出肠内宿便，能够促进部分尿酸排出。

食用注意

糙米口感较粗，质地紧密，煮前可以将其淘洗后用冷水浸泡过夜，然后连浸泡水一起放入高压锅，最好煮30分钟以上。糙米口感较粗，质地浓密，肠胃消化功能弱的人少食。

宜
糙米＋胡萝卜→保护视力
糙米＋圣女果→健脾和胃
糙米＋瘦肉→强健身体

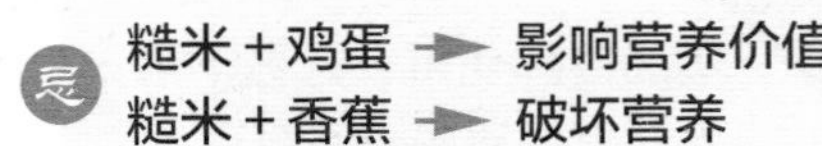

糙米杂粮饭

原料

糙米60克，小米50克，胡萝卜1根，盐少许

制作

1 将糙米洗净，浸泡一段时间，捞出，沥干水分。

2 将胡萝卜洗净，去皮，切丁。

3 将小米洗净，和糙米、胡萝卜丁一起放入锅中。

4 最后再加入适量的清水和少许盐，煮熟成饭即可。

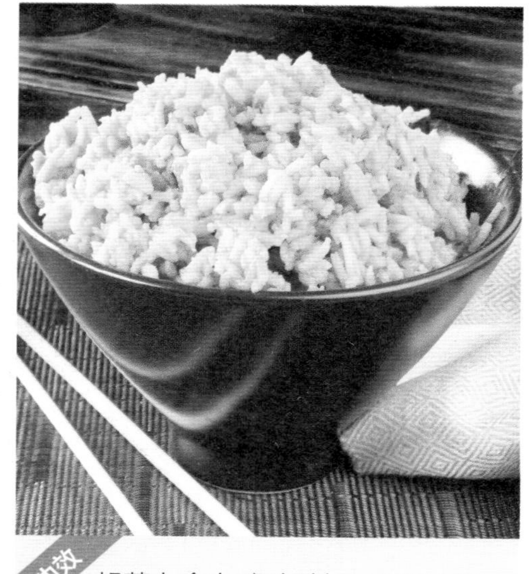

功效 胡萝卜含有琥珀酸钾，可以促进尿酸排泄，对防治痛风起到辅助作用。

圣女果豆腐糙米饭

原料

圣女果50克，糙米100克，豆腐、盐、罗勒各适量

制作

1 将圣女果洗净，切块；豆腐洗净，切成小丁。

2 糙米洗净，浸泡半小时，放进饭锅中煮成饭。

3 将糙米饭放进炒锅中，加上豆腐、盐炒熟，盛入盘中，再加上圣女果、罗勒即可食用。

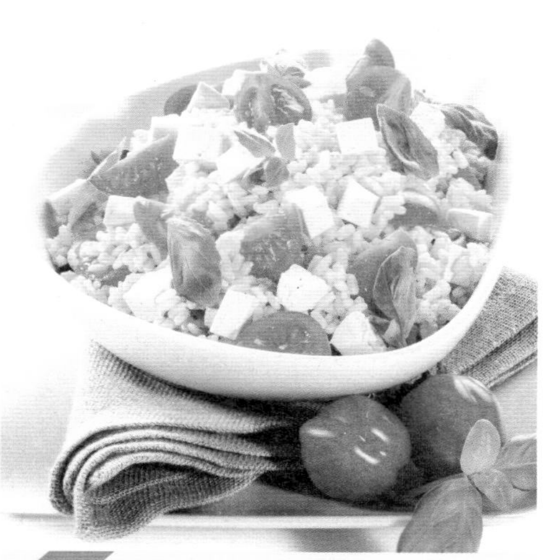

功效 豆腐含优质蛋白，可降低血尿酸含量，痛风患者可适量食用。

糯米

【调理关键词】补中益气固表

【酸碱性】属于酸性食物

热量
1465.0
千焦/100克

调理痛风的食疗吃法

痛风患者食用糯米时，最好用开水煮食，可以减少对糯米中维生素的破坏。煮糯米粥时，不要用冷的自来水煮，由于自来水中含有氯，会破坏糯米中的维生素，如维生素B_1。

对痛风的食疗功效

糯米中含有丰富的营养素，常食用对身体具有滋补的作用。而且糯米所含的嘌呤很低，钾含量较高，钠含量较低，能调节体内电解质平衡，有助于体内尿酸的排出，痛风患者经常食用有利于缓解症状。

食用注意

糯米虽然有补益的作用，但是不宜常作为主食食用，比较适合用于做糕点和小吃类食物，也可以用于酿酒。因为多食糯米容易导致腹胀，影响消化。

宜
- 糯米＋木瓜 → 补中益气
- 糯米＋芒果 → 开胃消食
- 糯米＋红豆 → 治疗腹泻和水肿

忌
- 糯米＋苹果 → 导致呕吐
- 糯米＋花生 → 引起便秘
- 糯米＋红薯 → 难以消化

糯米木瓜蒸饭

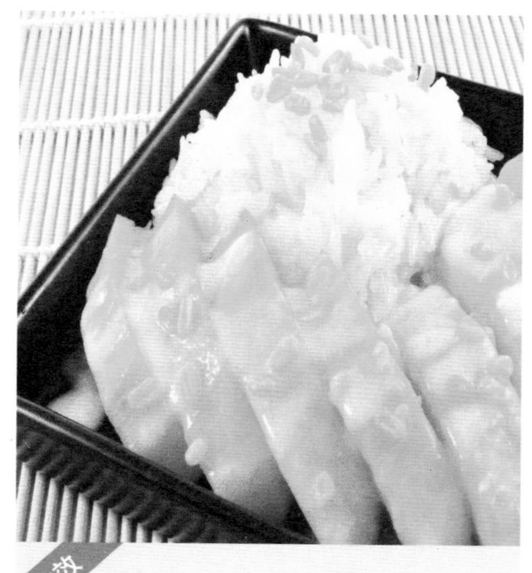

功效 本品可舒筋活络，防治痛风引起的关节肿痛及肌肤麻木等症。

原料

糯米 50 克，木瓜 1 个，白糖适量

制作

1 将木瓜洗净，去皮、去子，切成小块，排在盘中待用。

2 将糯米洗净，稍浸后放入锅中隔水蒸熟。

3 加入少许白糖，搅拌均匀。

4 待白糖溶化后，再将糯米饭盛入盘中即可。

芒果糯米饭

功效 本品适当食用可增强体质，对缓解痛风病症有一定的作用。

原料

芒果1个，糯米适量，白糖、食用油各适量

制作

1 将芒果洗净，去皮、去核，切成小块，备用。

2 将糯米洗净，待用。

3 在锅中涂上一层食用油，将糯米放入，加适量水，煮熟成饭。

4 趁热加上白糖，溶化后搅拌均匀，盛入盘中，最后放上备好的芒果即可。

面粉

【调理关键词】清热润燥、促进尿酸排出

【酸碱性】属于酸性食物

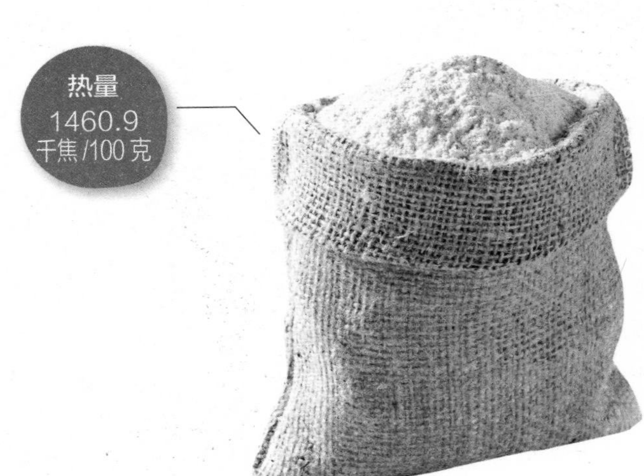

调理痛风的食疗吃法

面粉用途十分广泛，可以做成馒头、面包、面条等各种面食，但要与其他食材搭配才会使营养更全面。例如，痛风患者食用馒头时还可以搭配玉米面或黑米面，这样既美味又健康。

对痛风的食疗功效

面粉中含有丰富的膳食纤维、植物蛋白、矿物质和维生素，可缓解脏燥、烦热、消渴等症。面粉加工精度越高越精细，膳食纤维的含量就越低，嘌呤的含量也越低。痛风患者经常食用能够较好地补充能量，可促进尿酸的排出。

食用注意

面粉类食品易饱腹，不宜多食，以免伤食导致腹胀腹痛、消化不良等症状。

宜

面粉＋土豆 → 增强免疫力

面粉＋玉米 → 滋阴补肾补脾

面粉＋猪肉 → 养心润肺

忌

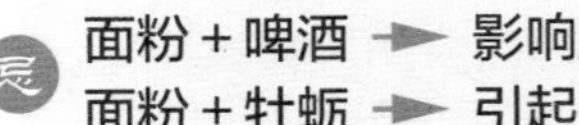

面粉＋啤酒 → 影响肠胃消化

面粉＋牡蛎 → 引起中毒

七彩小笼包

原料

面粉500克，猪肉25克，蟹子少许，盐、糖各3克，彩椒粒少许

制作

1 将面粉过筛，加入清水，把面粉揉至面团纯滑，用保鲜膜包好并保持松弛。

2 将面团分切成每块30克的小面团，将每个小面团压薄，备用。

3 猪肉切碎加调料拌匀成馅，用薄面皮将馅包入，将口收捏呈雀笼形。

4 放入锡纸盏，加点彩椒粒点缀，稍静置松弛，用猛火蒸熟即可。

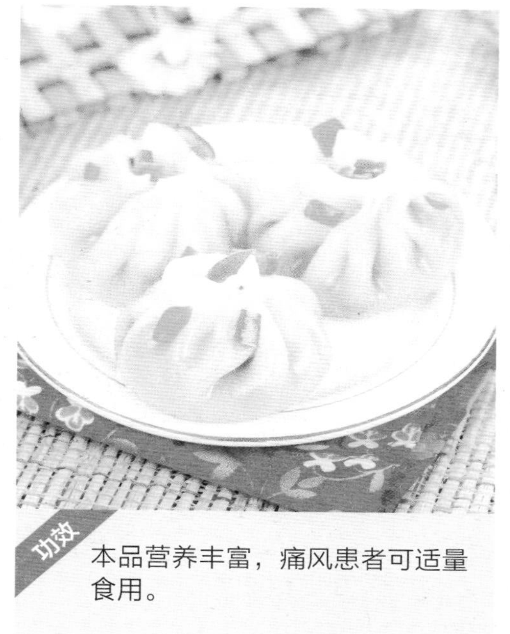

功效 本品营养丰富，痛风患者可适量食用。

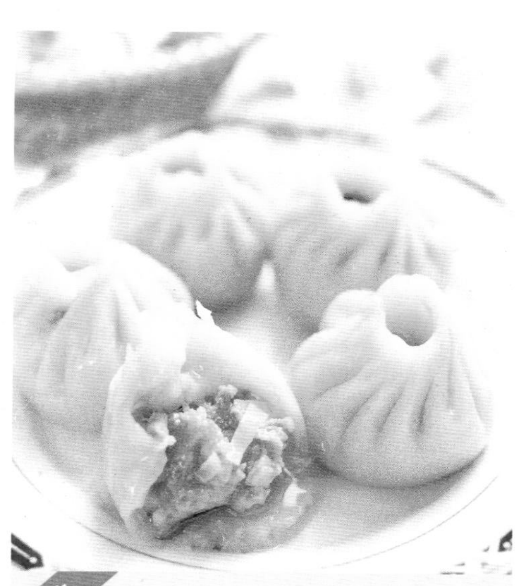

功效 芹菜可促进尿酸溶解和排泄，本品适合痛风并发高血压患者食用。

芹菜小笼包

原料

面团500克，芹菜45克，猪肉末少许，白糖、老抽、生抽、盐各适量

制作

1 将面团来回揉搓，直至成为粗细均匀的圆形长条，再分切成小面团，将面团擀成中间稍厚周边圆薄的面皮。

2 芹菜洗净切碎，与猪肉末、调味料拌匀成馅料。

3 取面皮，内放馅料，将面皮的一端向另一端捏拢，直至封口即成生坯，醒发后，再上笼蒸熟即可。

薏米

【调理关键词】降压降糖、清热利尿

【酸碱性】属于酸性食物

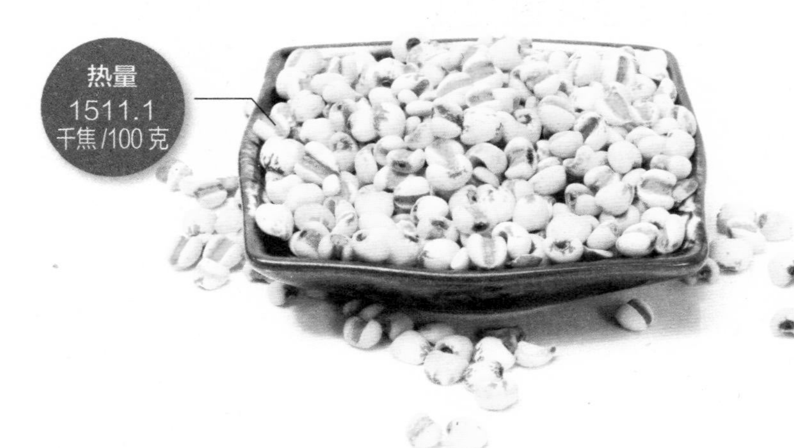

调理痛风的食疗吃法

薏米在淘洗时先用冷水淘洗，忌用力搓揉，然后浸泡一会儿。泡米用的水与米同煮，这样有利于痛风患者最大限度地吸收利用薏米的营养成分。

对痛风的食疗功效

薏米中含有多种氨基酸等营养成分，能降血压、降血脂、降血糖，还有祛湿利尿的作用，能够促进尿酸的排泄，对防治痛风及其并发症有较好的作用。

食用注意

薏米在煮之前，最好先用水洗净后浸泡数小时，煮时先用旺火烧开，再改用文火熬，这样既熟得快，又有益于营养的吸收利用。薏米不宜多食，因为薏米所含的糖类黏性较高，吃得太多可能会妨碍消化。

宜
薏米＋山楂 → 健美减肥
薏米＋白糖 → 治疗粉刺
薏米＋枇杷 → 清肺散热

忌
薏米＋杏仁 → 引起呕吐
薏米＋海带 → 影响营养功效

薏米瘦肉冬瓜粥

原料

薏米 80 克，瘦猪肉、冬瓜各适量，盐 2 克，料酒 5 毫升，葱段 8 克

制作

1 薏米泡发洗净；冬瓜去皮洗净，切丁；瘦猪肉洗净，切丝；葱段洗净，切成葱花。

2 锅置火上，倒入清水，放入薏米，以大火煮至开花。

3 再加入冬瓜煮至浓稠状，加入猪肉丝煮至熟后，调入盐、料酒拌匀，撒上葱花即可。

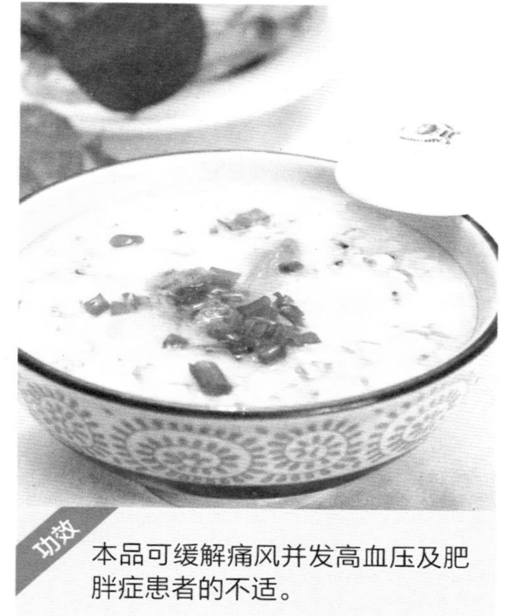

功效 本品可缓解痛风并发高血压及肥胖症患者的不适。

橙子结瓜薏米汤

原料

橙子 1 个，结瓜 125 克，薏米 30 克，盐少许，白糖 3 克

制作

1 将橙子洗净，切丁。

2 将结瓜洗净，去皮去子，切丁。

3 薏米淘洗，备用。

4 汤锅上火，倒入水，下橙子、结瓜、薏米煲至熟，调入盐和白糖，即可。

功效 本品可排毒瘦身，是痛风并发肥胖症患者的理想食品。

玉米

【调理关键词】止血利湿的保健粗粮

【酸碱性】属于碱性食物

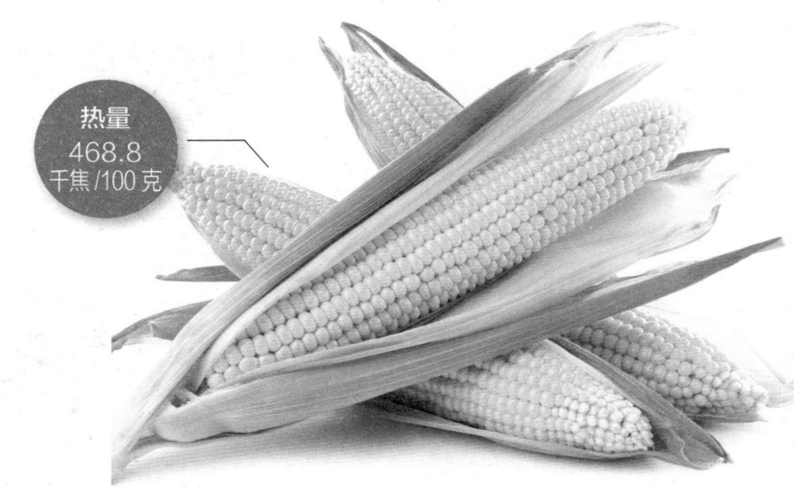

调理痛风的食疗吃法

玉米一般煮熟之后可以直接食用，也可以将其加工为玉米面、玉米粥、玉米茶等。但是采用蒸煮的方法可以最大限度地激发其抗氧化剂的活性，更加有利于痛风患者吸收其营养物质。

对痛风的食疗功效

玉米的嘌呤含量很低，钾的含量较高，可以帮助促进尿酸的溶解和排泄。玉米所含的膳食纤维和镁元素能够促进肠胃蠕动，排出体内毒素，促进脂肪和胆固醇的排出，对减肥非常有利，也可以有效防治痛风并发高脂血症。

食用注意

发霉或者放置时间过长的玉米坚决不要吃，因为里面含有较强的致癌物质，食用后对人体无益。此外，尽量不要长时间单一食用玉米，因为容易发生赖皮病。

宜
- 玉米＋花菜 → 健脾益胃、助消化
- 玉米＋山药 → 营养丰富
- 玉米＋松仁 → 益寿养颜

忌
- 玉米＋红薯 → 造成腹胀
- 玉米＋酒 → 破坏维生素A
- 玉米＋田螺 → 引起中毒

蒸玉米粒

原料

玉米1根

制作

1 将玉米洗净。

2 掰成玉米粒，放入碗中。

3 锅置火上，在锅中加入适量的清水，用大火煮沸。

4 再将玉米粒放入锅中，隔水蒸熟即可。

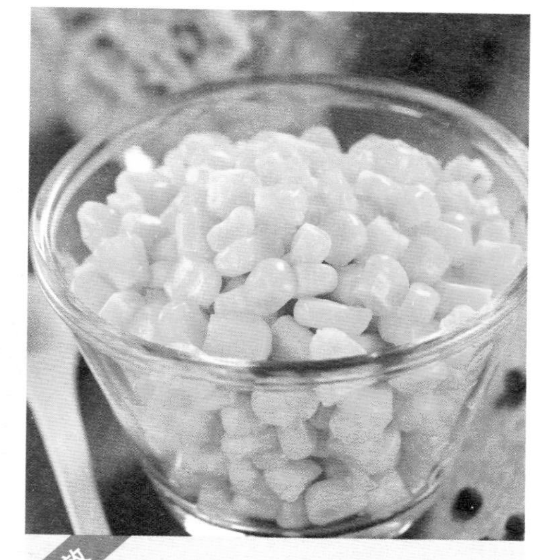

功效 本品可以降低血尿酸，对防治痛风并发高脂血症具有一定的食疗功效。

香油玉米

原料

玉米粒300克，青、红椒各20克，香油10毫升，盐3克

制作

1 将青、红椒去蒂、去子，洗净，切成粒状。

2 锅上火，在锅中加入适量的清水烧沸，将玉米粒下入稍焯，捞出，盛入碗内。

3 玉米碗内加入切好的青、红椒粒，调入香油、盐等调味料一起拌匀即可。

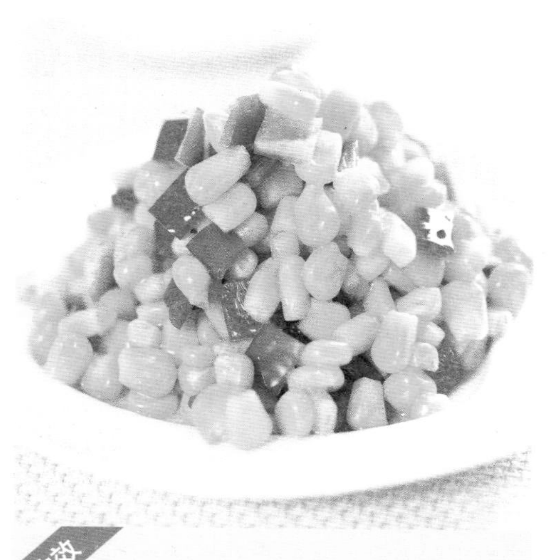

功效 本品具有止血利湿的作用，可作为痛风患者日常的理想食物。

燕麦

【调理关键词】降低胆固醇

【酸碱性】属于酸性食物

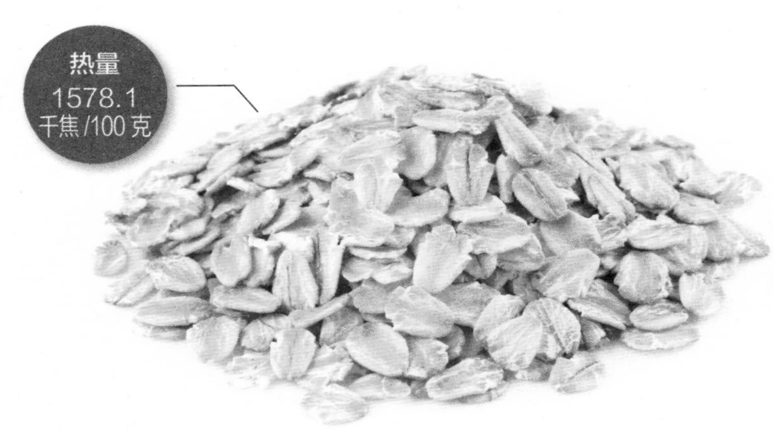

调理痛风的食疗吃法

可以将燕麦做成麦片粥或燕麦饭食用。麦片粥最好能够在煮熟以后加入少许牛奶，营养更丰富。蒸煮燕麦片的时间不宜过长，因为要避免维生素的流失。

对痛风的食疗功效

燕麦具有高蛋白、低糖类的特点。燕麦中富含可溶性纤维和不溶性纤维，能大量吸收人体内的胆固醇并排出体外，还能促进尿酸排泄，适合痛风及高脂血症患者食用。

食用注意

食用燕麦片最好是买需要熬煮的，因为需要熬煮的燕麦片中没有任何添加剂，而且可以最大限度地提供饱腹感，但是一次不宜食用过多，否则会引起肠胃胀气，严重时甚至还会导致胃痉挛。

宜

燕麦+牛奶 → 营养丰富
燕麦+红豆 → 润肠通便
燕麦+山药 → 健身益寿

忌

燕麦+菠菜 → 影响钙的吸收
燕麦+红薯 → 导致胃痉挛

燕麦牛奶草莓羹

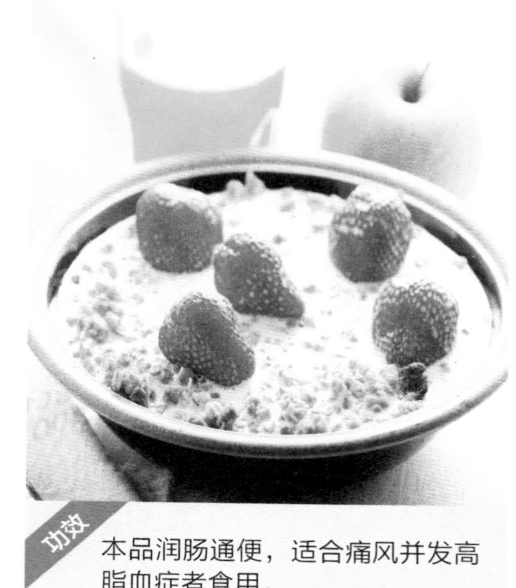

原料

燕麦 50 克，牛奶、草莓各适量，盐或白糖适量

制作

1 将草莓洗净，去蒂。

2 将燕麦放进锅中，加入牛奶，大火煮沸，转小火煮 10 分钟。

3 可依个人口味加上适量盐或白糖调味，然后在燕麦牛奶上面加上草莓即可食用。

功效 本品润肠通便，适合痛风并发高脂血症者食用。

红豆燕麦牛奶粥

原料

燕麦 40 克，红豆 30 克，山药、牛奶、木瓜各适量，白糖 5 克

制作

1 燕麦、红豆均洗净，泡发；山药、木瓜均去皮洗净，切丁。

2 锅置火上，在锅中加入适量的清水，放入燕麦、红豆、山药以大火煮开。

3 再下入木瓜，倒入牛奶，待煮至浓稠状时，再调入白糖拌匀即可。

功效 本品可促进体内废物的排泄，对防治痛风并发糖尿病等有良效。

黑米

【调理关键词】缓解关节炎的不适症状

【酸碱性】属于酸性食物

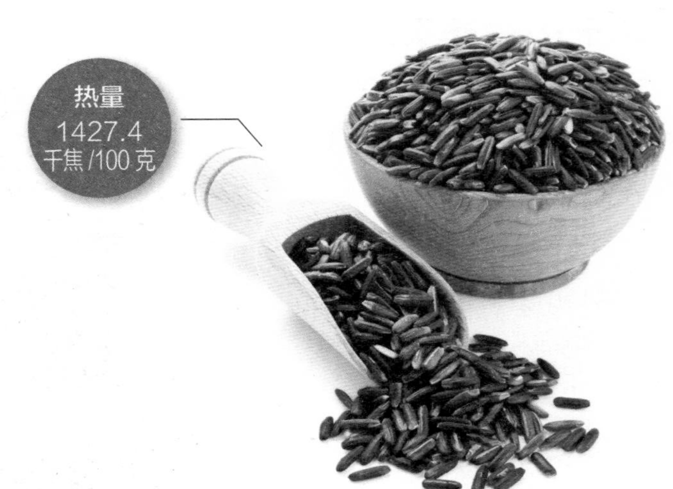

调理痛风的食疗吃法

黑米粒外部有坚韧的种皮包裹，不易煮烂，营养成分也不易被吸收，痛风患者在食用前，应先将黑米泡透，最好浸泡一夜再煮，这样既能避免影响消化，又可以充分吸收其营养成分。

对痛风的食疗功效

黑米中的黄铜类化合物能维持血管的正常渗透压，减轻血管脆性，防止血管破裂并且止血。其中的花青素类物质可抗衰老，促进血液循环，能缓解痛风引起的关节不适症状。因此痛风患者可以少量食用黑米。

食用注意

黑米粥不宜多食，因为多食后易引起急性肠胃炎。此外，急性肠胃炎患者及腹泻患者最好尽量避免食用黑米。

宜
黑米＋白糖 → 促进血液循环
黑米＋绿豆 → 健脾胃、祛暑热

忌
黑米＋鸡蛋 → 影响营养价值
黑米＋四环素 → 形成不溶物

黑米饭

原料

黑米100克，白糖适量

制作

1 将黑米洗净。

2 黑米放进锅中，加入适量的清水，先用大火煮沸，大火煮沸后再转小火煮成饭。

3 趁热加上白糖，搅拌均匀，待白糖溶化之后即可食用。

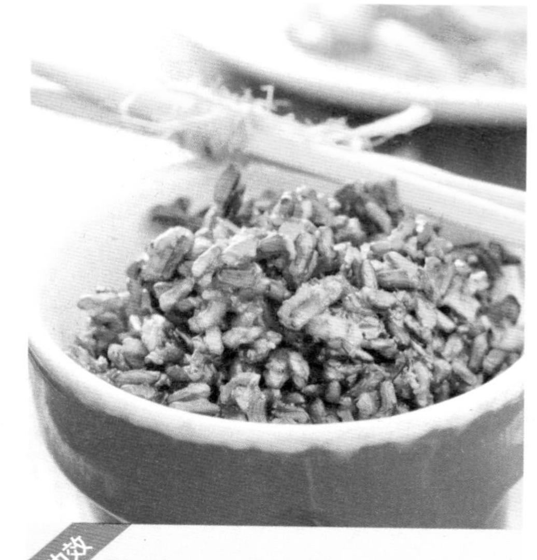

功效

黑米饭能滋补身体，对痛风引起的关节不适有一定的调节作用。

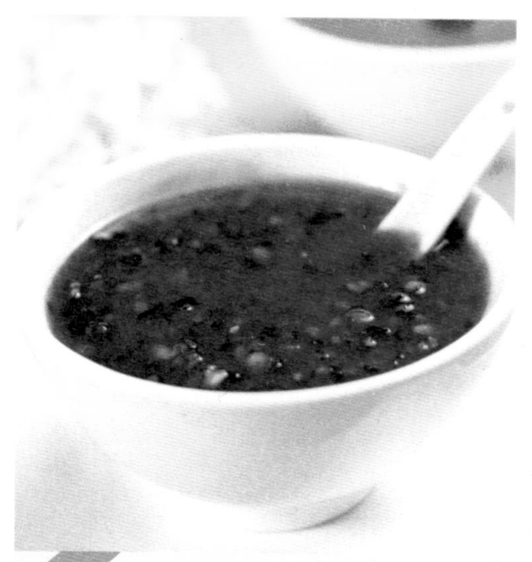

功效

本品对防治痛风并发心血管疾病有良好的食疗效果，可常适量食用。

黑米粥

原料

黑米 150 克，白糖 20 克

制作

1 黑米用清水洗净，捞出，沥干水分，备用。

2 锅中倒入适量的清水，放入黑米，大火煲 40 分钟。

3 转用小火煲 15 分钟，加入白糖搅拌均匀即可食用。

绿豆

【调理关键词】碱化尿液

【酸碱性】属于碱性食物

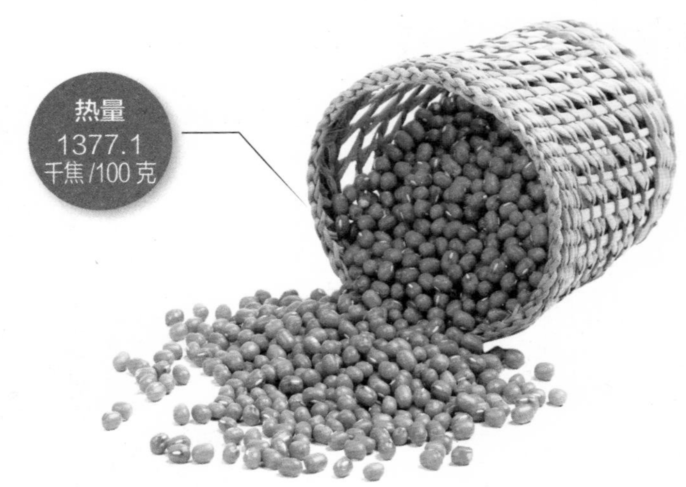

调理痛风的食疗吃法

绿豆可烧饭，可熬粥、煮汤，可以单独或者配上合适食材熬制糖水，可以制成豆浆饮用，还可以制成绿豆糕点、饼干等食品。相对而言，绿豆粥、绿豆汤更适合痛风患者。

对痛风的食疗功效

绿豆含蛋白质、糖类、膳食纤维、钙、铁、维生素B_1和维生素B_2等，可以有效清除血管壁中胆固醇和脂肪的堆积，防止心血管病变；还可以改变酸性体质，促进人体内废物及尿酸的排泄，对防治痛风有一定的作用。

食用注意

冠心病、中暑、暑热烦渴、疮毒患者适宜食用绿豆。服补药时不要吃绿豆，以免降低药效。此外，绿豆未煮烂则不能食用，以免引起身体不适。而且绿豆中含有元素单宁，在高温条件下遇铁会生成对人体有害的单宁铁，所以不能用铁锅煮绿豆。

宜

绿豆＋天冬 → 增强免疫力

绿豆＋鸽子 → 清热解毒

绿豆＋大米 → 利于消化

忌

绿豆＋狗肉 → 引起中毒

绿豆＋榛子 → 导致腹泻

绿豆＋羊肉 → 导致肠胃胀气

萝卜绿豆天冬粥

原料

白萝卜 20 克，绿豆、大米各 40 克，天冬适量，盐 2 克

制作

1 大米、绿豆均泡发洗净。

2 白萝卜洗干净，切丁。

3 天冬洗干净，加适量的清水煮好，取汁待用。

4 锅置火上，倒入煮好的天冬汁，放入大米、绿豆煮至开花。

5 再加入白萝卜同煮至浓稠状，调入盐拌匀即可。

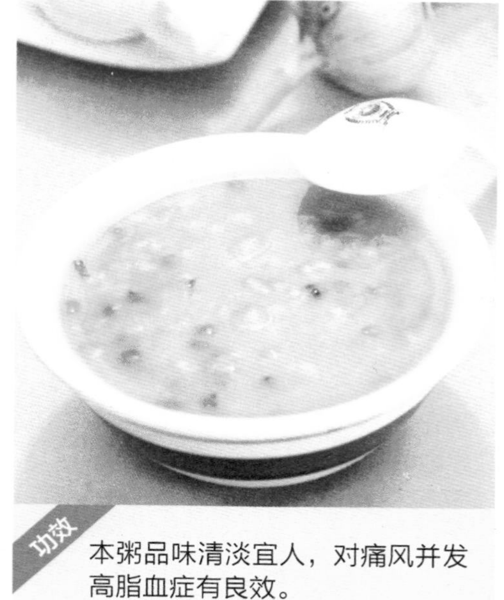

功效

本粥品味清淡宜人，对痛风并发高脂血症有良效。

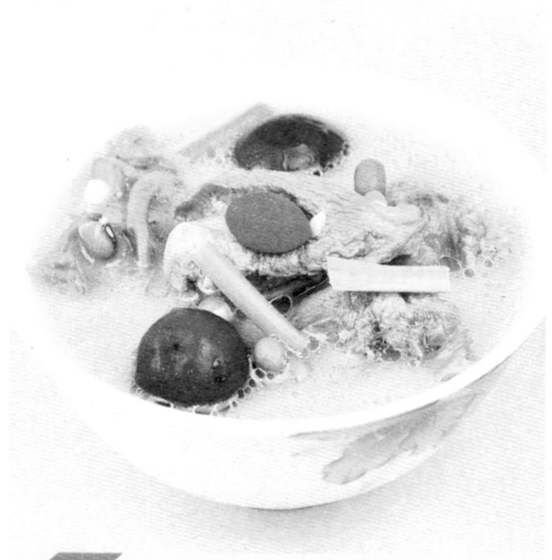

功效

本品可清热解毒，适合痛风并发糖尿病、高脂血症者食用。

鸽子绿豆汤

原料

绿豆 200 克，鸽子 150 克，大枣 4 克，生地 3 克，清汤适量，盐 5 克，姜片 2 克，八角 1 个

制作

1 将绿豆淘洗干净；大枣用温水洗净备用；将鸽子处理干净斩块。

2 净锅上火倒入清汤，下姜片、八角、生地，调入盐。

3 加入绿豆、鸽子、大枣。

4 大火烧开，撇去浮沫，转小火煲至食材全部熟透即可。

芸豆

【调理关键词】促进尿酸排解

【酸碱性】属于碱性食物

热量
1318.5
千焦/100克

调理痛风的食疗吃法

芸豆可以熬煮或炖制成粥，也可制成豆馅、豆沙、罐头等小吃，还可以将芸豆烤熟后再吃。但对痛风患者来说，食用炖煮至熟透的芸豆才是最健康的。

对痛风的食疗功效

芸豆富含多种氨基酸，常食可激活肿瘤病人淋巴细胞，产生免疫抗体，提高免疫力，促进脱氧核糖核酸的合成，减少游离的嘌呤含量。此外，芸豆高钾、高镁、低钠的特点，能促进尿酸盐溶解和排泄，利于治疗高脂血症、动脉粥样硬化等病症。

食用注意

芸豆一般人都可以食用，但芸豆本身不宜消化，所以肠胃功能不良者，宜慎食或少食。芸豆含有毒蛋白，必须经过高温使其熟透后方可食用。食用芸豆体内会产生较多的气体，容易造成胀肚，所以消化功能不良或有慢性消化道疾病的人宜少食。

宜

芸豆＋话梅 ➤ 补血养颜
芸豆＋蜂蜜 ➤ 治咳喘
芸豆＋豆腐 ➤ 治慢性肝炎

忌

芸豆＋田螺 ➤ 引起结肠癌
芸豆＋菠菜 ➤ 破坏营养
芸豆＋海带 ➤ 破坏营养

话梅芸豆

原料

芸豆200克，话梅4个，冰糖适量

制作

1 用清水将芸豆洗净，待用。

2 净锅煮开水后，放入芸豆，煮至芸豆熟透后捞出，沥干待用。

3 净锅置于火上，加入水、话梅和冰糖，熬至冰糖溶化，倒出凉凉。

4 将芸豆倒入冰糖水中，放冰箱冷藏1小时，待汤汁进入芸豆中。

5 将入味的芸豆装入干净的盘中，即可食用。

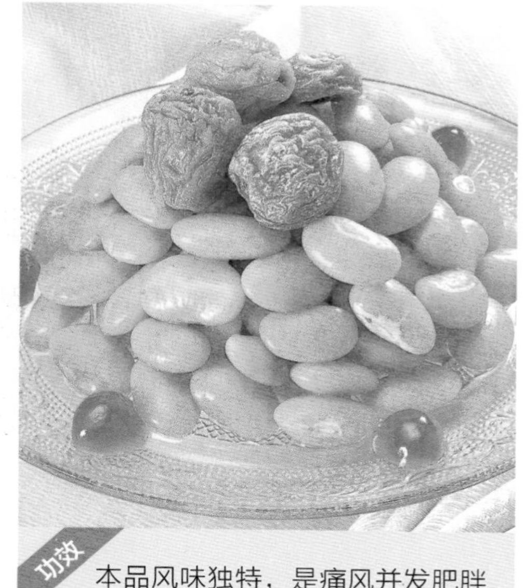

功效

本品风味独特，是痛风并发肥胖症患者的理想食品。

功效

本品对痛风有一定的辅助缓解症状作用，但不宜多吃。

芸豆大枣

原料

芸豆300克，大枣100克，熟白芝麻5克，盐3克，蜂蜜适量

制作

1 用清水将芸豆、大枣洗净备用。

2 锅中注入适量的清水烧开，加入盐，放入芸豆煮至熟透。

3 捞出煮熟的芸豆，沥干水分，装入干净的盘中。

4 往盘中加入大枣，淋入蜂蜜，搅拌均匀，再在上面撒上熟白芝麻，即可食用。

黑豆

【调理关键词】降压降糖，补肾气

【酸碱性】属于碱性食物

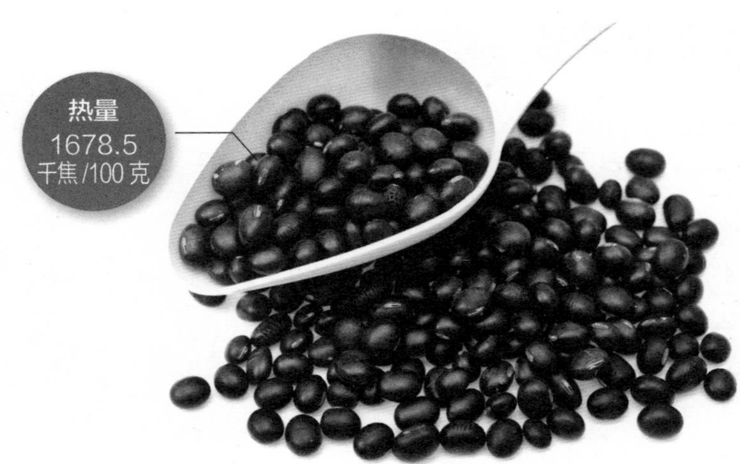

调理痛风的食疗吃法

黑豆可经炖或煮熟食用，也可与其他食物一同食用。而将黑豆制成黑豆腐、黑豆面条、黑豆奶，尤其是制成黑豆浆食用，效果更佳，更易被消化。

对痛风的食疗功效

黑豆蛋白质含量丰富，而胆固醇含量却很低，可有效软化并扩张血管，减少血脂含量；黑豆的钾含量很高，能促进钠水平衡，利于降低血压。但是黑豆中的嘌呤含量较高，因此，黑豆适合痛风患者适量食用，而不宜多吃。

食用注意

黑豆适合盗汗、眩晕、头痛、水肿、胀满、风毒、脚气、黄疸水肿等症患者食用。黑豆煮熟食用利肠，炒熟食用闭气，生食易造成肠道阻塞。黑豆不适宜生吃，会令肠胃不好的人出现胀气现象。若将黑豆做豆浆食用，可更好地补充体内所需的微量元素。

宜
- 黑豆＋糯米 → 增强免疫力
- 黑豆＋花生 → 补血养颜
- 黑豆＋鲫鱼 → 补肾

忌
- 黑豆＋蓖麻子 → 对身体不利
- 黑豆＋菠菜 → 破坏营养
- 黑豆＋茄子 → 影响营养吸收

姜汁黑豆豆浆

原料

黑豆1小杯，姜汁60毫升，白糖适量

制作

1　用清水将黑豆清洗干净，浸泡约2小时。

2　将黑豆放入备好的豆浆机中，倒入姜汁和适量清水至刻度线。

3　盖上盖，启动榨汁机，将食材榨成豆浆。

4　将豆浆过滤倒入干净的杯中，加入适量的白糖，拌匀至全部溶解，即可饮用。

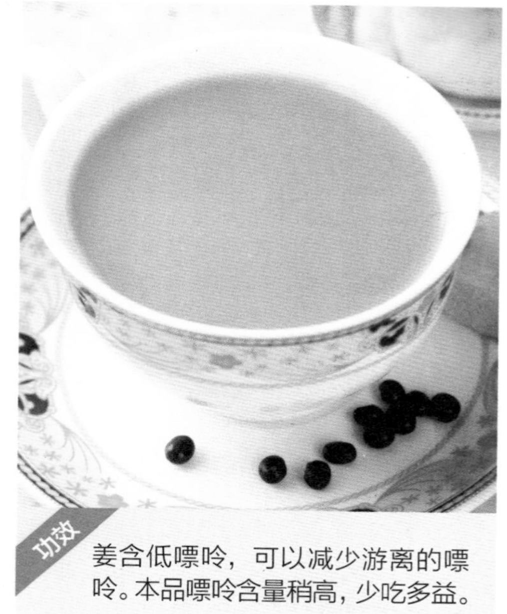

功效　姜含低嘌呤，可以减少游离的嘌呤。本品嘌呤含量稍高，少吃多益。

糯米黑豆粥

原料

糯米 70 克，黑豆 30 克，大枣 20 克，白糖 3 克

制作

1　用清水将糯米、黑豆泡发洗净。

2　用清水将大枣洗干净，去核，切成小块。

3　净锅置于火上，倒入适量的清水，放入洗净泡发的糯米、黑豆，煮至米、豆均开花。

4　加入大枣同煮至粥呈浓稠状且冒气泡时，放白糖，拌匀即可食用。

功效　糯米能调节体内电解质平衡，促进尿酸排出，可防治痛风。

豆腐

【调理关键词】降低嘌呤的含量

【酸碱性】属于碱性食物

热量
343.2
千焦/100克

调理痛风的食疗吃法

豆腐可以用多种方法来烹制食用，煮、炖、炒、煎、炸均可。若要减少豆腐的嘌呤含量，可以先将豆腐置于开水中烫3分钟左右，捞起弃汤，再制作食用。

对痛风的食疗功效

豆腐中的钾比钠高出许多，有利于尿酸盐的溶解和排泄。豆腐所含的维生素E和植物雌性激素能消除活性氧，降低游离的嘌呤含量。但豆腐本身的嘌呤含量较高，所以痛风者还是少食为宜。

食用注意

豆腐最好与其他蔬菜搭配烹饪，以利于营养吸收。脾胃虚寒，经常腹泻便溏者不宜食用豆腐，否则会引起消化不良，促使动脉粥样硬化的形成。正常人若过量食用豆腐，也会很容易导致碘缺乏。

宜

豆腐＋猪肉 → 滋阴润燥

豆腐＋辣椒 → 消炎排毒

豆腐＋鱼 → 补钙

忌

豆腐＋菠菜 → 影响钙吸收

豆腐＋竹笋 → 破坏营养

豆腐＋蜂蜜 → 腹泻

家常豆腐

原料

豆腐300克，猪肉50克，蒜苗20克，酱油5毫升，豆瓣酱15克，高汤、葱末、姜末、蒜末、红油、食用油各适量

制作

1 豆腐洗净切大块；猪肉切片；蒜苗切丁。

2 热锅注油，将豆腐煎成金黄色捞出。

3 热锅注油，下葱末、姜末、蒜末炒香；然后下豆瓣酱、肉片炒匀；放豆腐块和高汤略炒，加酱油调味，淋红油，撒上蒜苗丁即可。

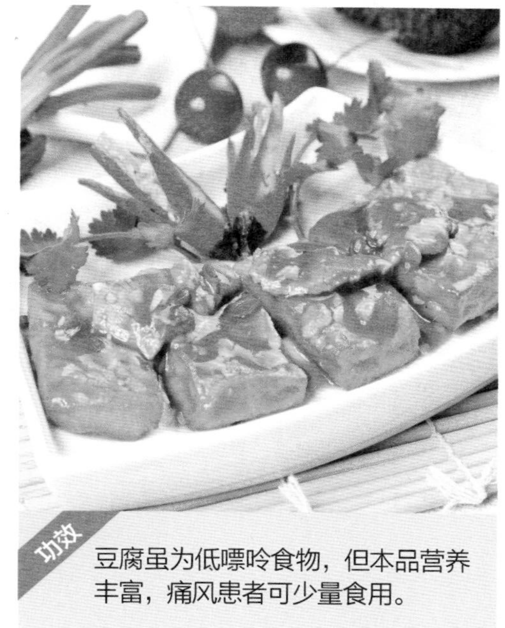

功效 豆腐虽为低嘌呤食物，但本品营养丰富，痛风患者可少量食用。

功效 本品美味可口，胡萝卜能改善嘌呤代谢紊乱，对防治痛风有辅助疗效。

胡萝卜丝烧豆腐

原料

胡萝卜85克，豆腐50克，蒜末、葱花各少许，盐3克，生抽5毫升，老抽2毫升，水淀粉5毫升

制作

1 豆腐切块；胡萝卜去皮，切丝。

2 锅中加水烧开，加入盐、豆腐、胡萝卜，煮至食材七成熟，捞出沥干。

3 油起锅，放入蒜末，爆香，加入豆腐、胡萝卜、水、盐、生抽、老抽，拌匀，续煮至食材入味，倒入水淀粉，炒至熟，汤汁收浓。

4 关火，将食材装盘，撒上葱花即可。

豆腐干

【调理关键词】碱性高钙

【酸碱性】属于碱性食物

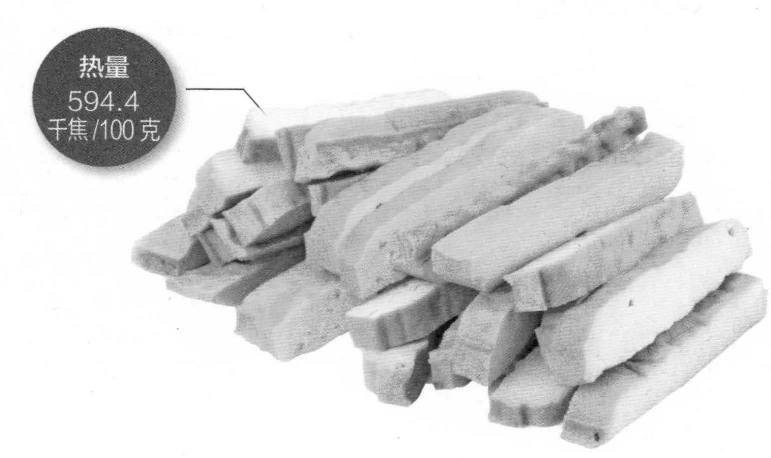

调理痛风的食疗吃法

豆腐干可以直接食用，或与其他食材一起凉拌、炒菜、烤制等，还可以熬制汤粥来食用。从营养健康的角度考虑，用豆腐干炒菜或者熬粥会比较适合痛风患者。

对痛风的食疗功效

豆腐干含有大量蛋白质、脂肪、糖类和钙、磷、铁等多种人体所需的矿物质，可抑制胆固醇的摄入，预防心血管疾病的发生。豆腐干中的皂苷可清除人体内的自由基，增强人体免疫力。但豆腐干嘌呤含量高，痛风患者不宜多吃。

食用注意

豆腐干的钠含量较高，痛风、糖尿病、肾病或高血压患者不宜多食；老年人、缺铁性贫血患者要少食。此外，豆腐干保质期有限，不宜长期囤货。有异味或者表面发黏的豆腐干不可食用。

宜

豆腐干＋红椒 ➤ 增强免疫力
豆腐干＋香芹 ➤ 降低血压
豆腐干＋韭黄 ➤ 治心血管疾病

忌

豆腐干＋蜂蜜 ➤ 导致腹泻
豆腐干＋饮料 ➤ 影响钙的吸收

美味卤豆腐干

原料

豆腐干400克，红椒少许，葱、香油、卤汁各适量

制作

1 用清水将豆腐干洗净，备用。
2 红椒去蒂、去子，洗干净，切丝。
3 葱洗净，切葱花备用。
4 将卤汁注入锅内烧沸，放入豆腐干卤熟，捞出沥干，待凉切片。
5 往切好的豆腐干中加入适量的香油，拌匀，摆入干净的盘中。
6 最后，撒上红椒、葱花点缀即可。

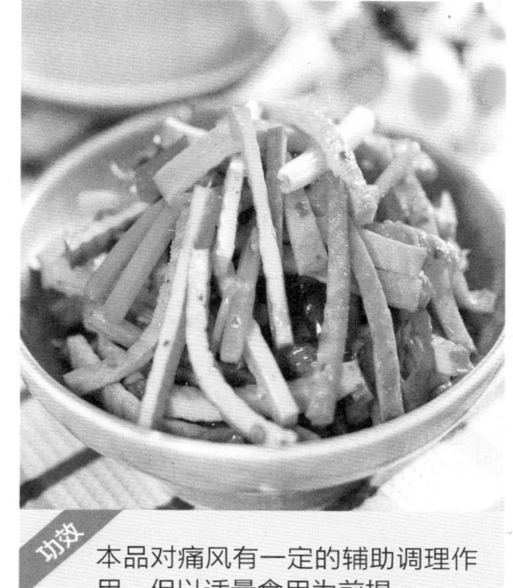

功效 本品对痛风有一定的辅助调理作用，但以适量食用为前提。

功效 本品清香味足，但豆腐干中嘌呤含量较高，注意要适当食用。

农家小香干

原料

香干200克，香芹150克，盐、生抽、辣椒粉、干红椒段、食用油各适量

制作

1 用清水将香干洗净，切丝。
2 用清水将香芹洗净，切成小段，入沸水中汆至断生，捞出沥干。
3 净锅置于火上，加油烧热，下香干翻炒至断生，加入香芹、辣椒粉、生抽和干红椒段炒至熟。
4 再加入适量的盐调味，炒匀，装入干净的盘中，即可食用。

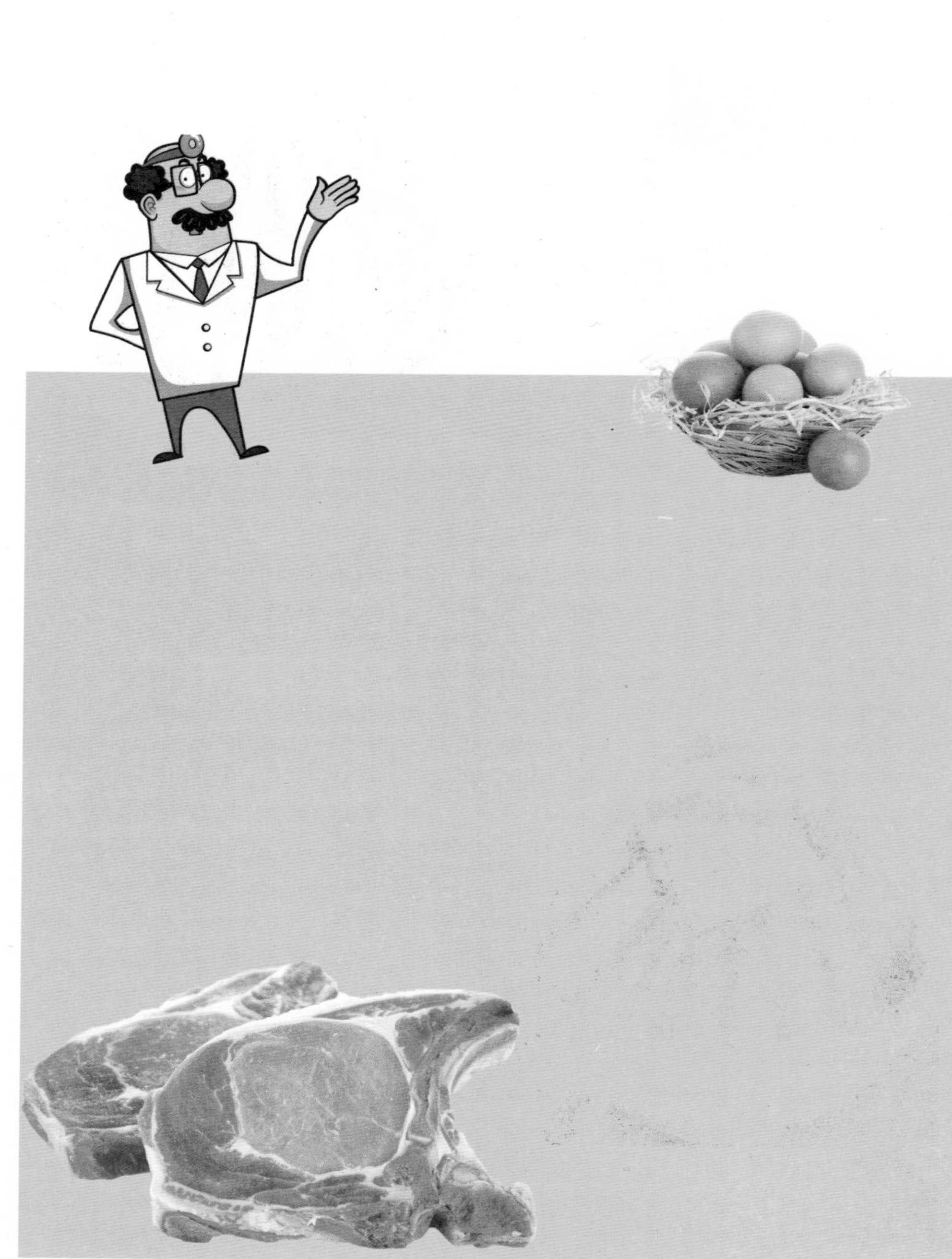

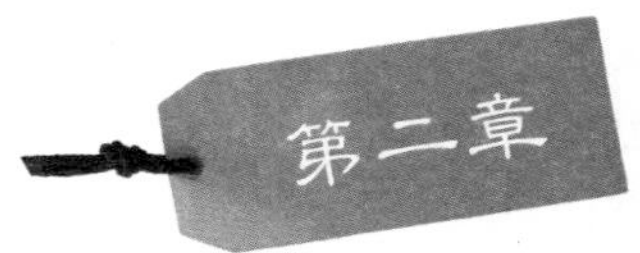

学会吃肉类、蛋类

肉类、蛋类食物是蛋白质的主要来源，痛风患者可以经常吃些嘌呤含量较低的蛋类，例如鸡蛋、鸭蛋、鹌鹑蛋等。肉类中虽然嘌呤含量较高，但是痛风患者如果完全不吃肉，很容易导致营养不良，而且不利于疾病的长期控制，所以痛风患者少量食肉对病情也有一定益处。

本章主要为大家介绍痛风患者可以食用的、需少量食用的及不宜食用的肉类、蛋类食物，包括食物的酸碱性、营养含量等均可供参考。

猪血

【调理关键词】痛风患者的『液态肉』

【酸碱性】属于碱性食物

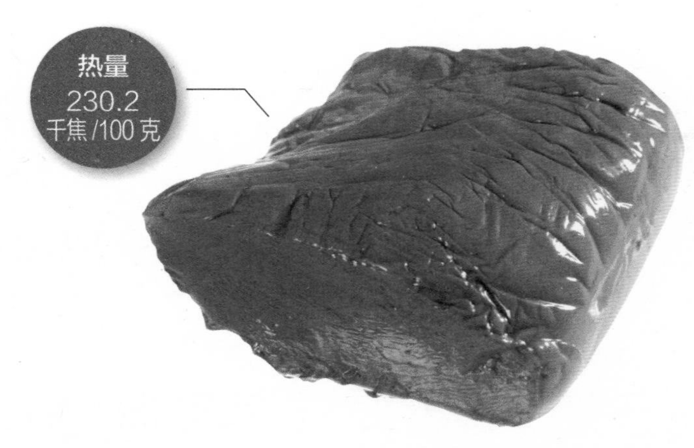

调理痛风的食疗吃法

猪血最适宜与葱、姜、青蒜炒制食用，也可以和粉丝、黄瓜丝等凉拌食用，最为常见的就是和青菜等相配做汤食用。痛风患者还可以将猪血切成小块，放沸水中稍煮，捞出，再和粳米一起加水熬粥食用。

对痛风的食疗功效

猪血富含维生素B_2、维生素C、烟酸、蛋白质等营养成分及铁、磷、钙等矿物质，能净化血液，排出毒素，促进尿酸排出体外。而且其嘌呤含量很低，属低脂肪低热量食物，对要减肥的痛风患者很有益处。

食用注意

烹饪猪血的时候一定要先用沸水氽透，然后再进行烧炒，而且烹饪时最好搭配葱、姜等配料，这样可以有效去除腥味。新鲜的猪血做成的血豆腐，表面可以看到一些孔洞，宜用保鲜盒装好，放在冰箱中冷藏保鲜，并尽快食用。

宜

猪血＋春笋 → 利于营养吸收
猪血＋大蒜 → 增强抗病能力
猪血＋辣椒 → 促进新陈代谢

忌

猪血＋大豆 → 引起消化不良
猪血＋海带 → 导致便秘
猪血＋何首乌 → 不利于吸收

韭菜猪血

原料

猪血300克，韭菜70克，蒜粒、葱花、姜末各少许，淀粉、盐、食用油各适量

制作

1 将猪血氽水，韭菜焯烫备用。

2 锅中加油烧热，下入蒜粒、葱花、姜末炒香后加水煮开，加入猪血。

3 烧开后，加盐调味，再以淀粉勾芡，起锅，装入碗中，最后加入韭菜即可。

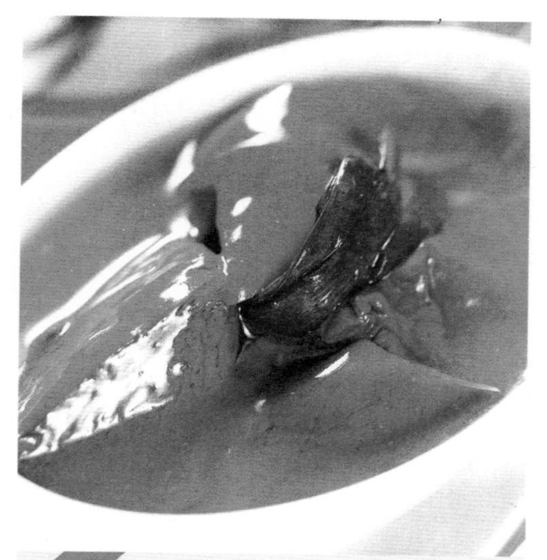

功效 韭菜与猪血搭配食用，对减轻痛风的不适症状具有一定的辅助作用。

功效 猪血与春笋搭配，有利于营养成分被人体吸收，同时能改善痛风症状。

春笋炒血豆腐

原料

猪血200克，春笋100克，葱段10克，酱油5毫升，料酒10毫升，水淀粉、盐、食用油各适量

制作

1 猪血切块；春笋去皮洗净切片；一起焯水待用。

2 炒锅上火，注入油烧热，下葱段炝锅，加入春笋、猪血、料酒、酱油、盐翻炒至熟。

3 再下入适量水淀粉勾芡，炒几下即可。

鸡蛋

【调理关键词】痛风患者的营养库

【酸碱性】属于酸性食物

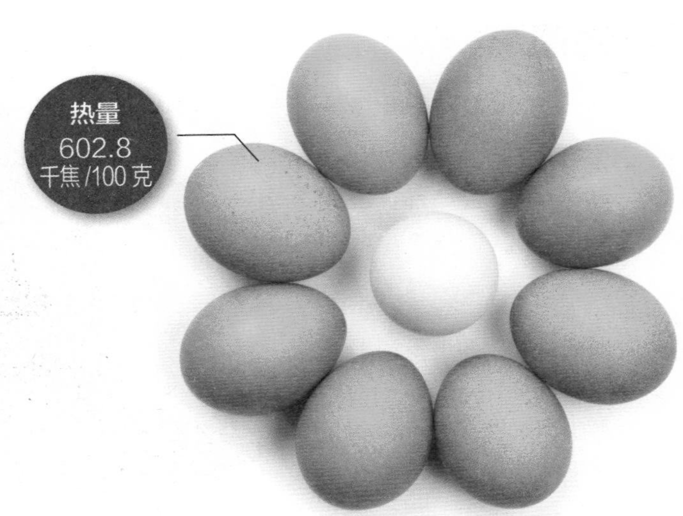

调理痛风的食疗吃法

鸡蛋可以做成水煮鸡蛋，也可以做成鸡蛋羹、炒鸡蛋、煎鸡蛋等，也可以将其与其他食材混合搭配，鸡蛋是一种常见的配菜。一般来说，水煮蛋营养流失最少；煎蛋虽然美味，但营养吸收率不及煮鸡蛋，如果火太旺的话，吸收率会更低。

对痛风的食疗功效

鸡蛋中富含大量水分、蛋白质、卵磷脂、钙、磷、铁、无机盐和维生素等，能为痛风患者补充蛋白质，还能缓解痛风的症状。且鸡蛋中几乎不含嘌呤，氨基酸组成和人体组织蛋白最为接近，吸收率很高，能够为痛风患者提供足够的氨基酸。

食用注意

鸡蛋无论是蒸、煎、煮、炒都不要烹调太久，否则会导致营养成分流失，也会使鸡蛋的口感变差。此外，鸡蛋以每天食用1个为宜，臭鸡蛋、毛鸡蛋不宜食用。

宜

鸡蛋＋葱 → 增强免疫力

鸡蛋＋苦瓜 → 有利于血管的健康

鸡蛋＋醋 → 降低血脂

忌

鸡蛋＋茶叶 → 不利于消化

鸡蛋＋柿子 → 引起结石

鸡蛋＋菠萝 → 影响消化

西红柿鸡蛋拌面

原料

面条 150 克，西红柿 100 克，青椒 10 克，鸡蛋 80 克，盐、糖、食用油各适量

制作

1 西红柿先用清水洗净，切小块；鸡蛋打入碗中，搅成蛋液；青椒洗净，切丁。

2 面条下入滚水锅中，加适量盐和油，煮熟后捞出装盘。

3 将鸡蛋液倒入炒锅中炒至凝固，倒入西红柿和青椒快速翻炒，加盐和糖调味后倒在面条上即可。

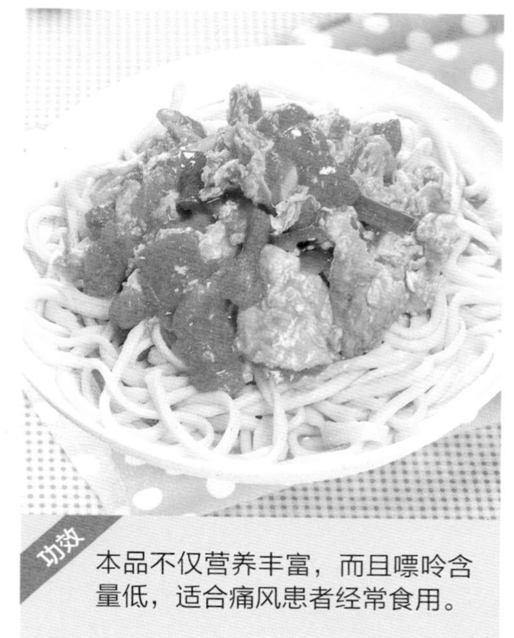

功效 本品不仅营养丰富，而且嘌呤含量低，适合痛风患者经常食用。

功效 痛风患者食用本品能有效地增强机体免疫力，有助于缓解痛风症状。

葱花蒸鸡蛋

原料

鸡蛋3个，葱花少许，食盐5克

制作

1 蒸锅中倒上水烧开。

2 将鸡蛋冲洗干净，准备和鸡蛋差不多等量的温开水。

3 鸡蛋磕入碗中，加盐，兑入温开水打散，滤网过滤一遍，滤去浮沫。

4 盖上保鲜膜，用牙签在保鲜膜上戳几个小洞，放入水已煮开的蒸锅中，蒸 7 ~ 8 分钟，取出打开保鲜膜撒上葱花即可。

鸭蛋

【调理关键词】促进尿酸排泄

【酸碱性】属于酸性食物

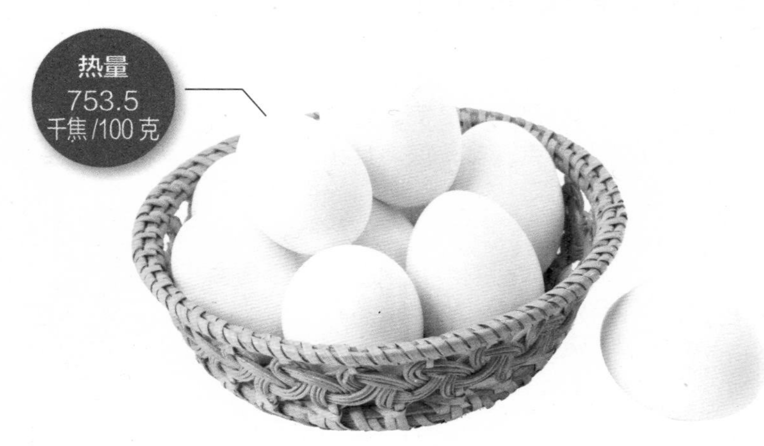

调理痛风的食疗吃法

鸭蛋可以煎，也可以水煮、炒，水煮鲜鸭蛋至少要15分钟。鸭蛋最常见的做法就是腌渍，腌渍好的咸鸭蛋同样适合痛风患者食用，但是因为比较咸，所以不能多食。

对痛风的食疗功效

鸭蛋含蛋白质、磷脂 、维生素A、维生素B_2、维生素B_1、维生素D、钙、铁等营养物质，能降低血液和尿液的酸度，促进尿酸排泄，适合痛风患者食用。而且，中医认为鸭蛋有大补虚劳、滋阴养血的功效，有助于痛风患者补益身体。

食用注意

鸭蛋可制成松花蛋和咸鸭蛋食用，但是有腥味，所以不适宜直接食用。此外，鸭蛋虽然补肾养血，但是胆固醇含量高，高血压、高脂血、脂肪肝患者不宜食用。

宜
- 鸭蛋＋芹菜 → 降低血压
- 鸭蛋＋土豆 → 促进营养吸收
- 鸭蛋＋百合 → 滋阴润肺

忌
- 鸭蛋＋李子 → 引起中毒
- 鸭蛋＋桑葚 → 引起肠胃不适
- 鸭蛋＋牛奶 → 影响钙的吸收

芹菜煎鸭蛋

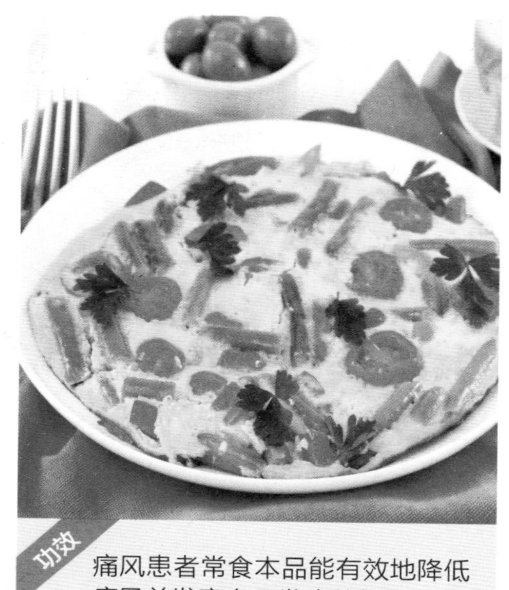

原料

鸭蛋2个，圣女果5枚，长豆50克，橄榄油适量，芹菜叶若干，盐少许

制作

1 圣女果洗净去蒂切成两半； 长豆洗净切段。

2 鸭蛋在碟内打散，加少许盐，放入圣女果和长豆搅拌均匀，浇上橄榄油搅拌均匀。

3 入蒸锅隔水蒸熟，再取出撒上芹菜叶即可。

功效

痛风患者常食本品能有效地降低痛风并发高血压发生的概率。

鸭蛋芥菜汤

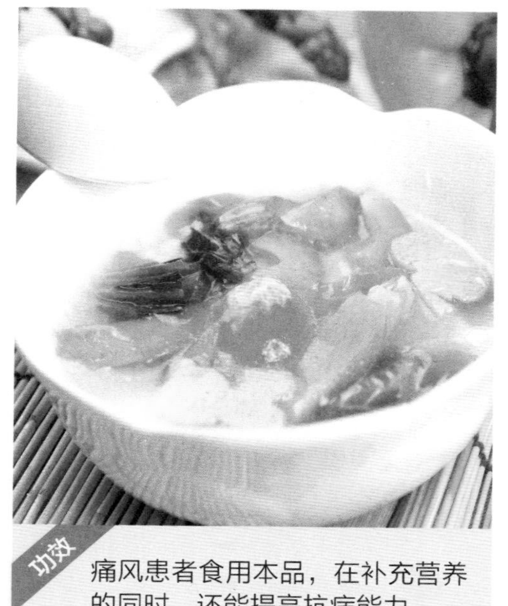

原料

咸蛋1个，芥菜120克，葱、姜、鸡精、食用油各适量

制作

1 先将咸蛋磕开，再将蛋黄、蛋白分开。

2 将葱和姜洗净，葱切段，姜切片；芥菜洗净，沥干水分，切块，待用。

3 锅加油烧热，下葱和姜炝锅，再下蛋黄略炒，加适量清水大火煮沸；下芥菜煮熟；下蛋白，搅匀，加少许鸡精调味即可。

功效

痛风患者食用本品，在补充营养的同时，还能提高抗病能力。

皮蛋

【调理关键词】低嘌呤、高营养

【酸碱性】属于碱性食物

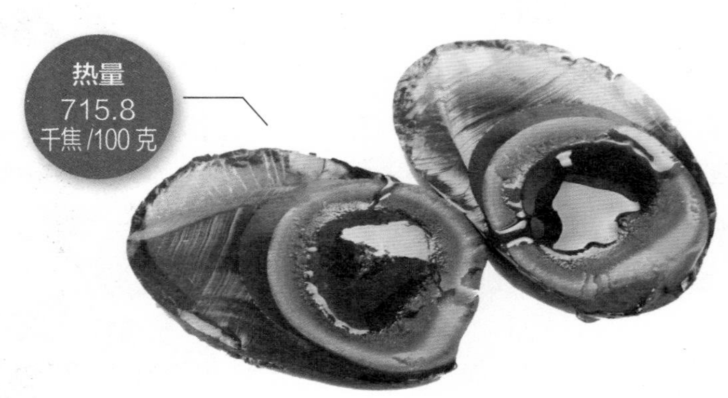

调理痛风的食疗吃法

皮蛋可以用于煮粥，最为常见的就是我们的皮蛋瘦肉粥。此外，皮蛋还可以做汤和凉拌。但是皮蛋比较容易沾染细菌，所以最好去壳后再蒸煮食用，这样更安全。

对痛风的食疗功效

皮蛋的营养成分和一般的蛋比较接近，营养也很丰富，嘌呤的含量很低，有助于痛风患者控制尿酸的含量。此外，皮蛋经过强碱的作用，蛋白和油脂分离，人体更加容易吸收，而且胆固醇的含量也相对减少了。

食用注意

皮蛋含重金属铅，儿童不宜食用。此外，皮蛋的钠含量也很高，对于高血压疾病尤其不利，所以并发有高血压的痛风患者不宜食用皮蛋。在食用皮蛋的时候，加入适量的姜醋汁，能消除碱涩味，起到杀菌的作用。

宜

皮蛋＋瘦肉 → 均衡营养

皮蛋＋黄瓜 → 促进尿酸排出

皮蛋＋银耳 → 治疗皮肤瘙痒

忌

皮蛋＋甲鱼 → 会产生不良反应

皮蛋＋李子 → 会产生不良反应

皮蛋＋鳝鱼 → 引起胃部不适

皮蛋瘦肉粥

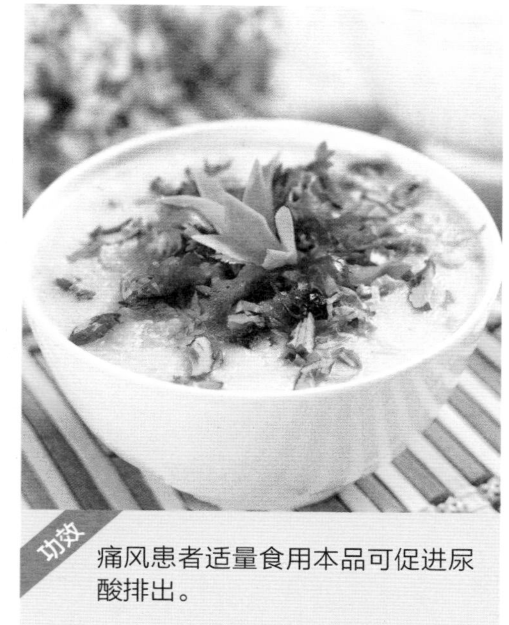

原料

皮蛋、瘦肉、米各30克，包菜、大枣各10克，盐2克，葱、姜、蒜各3克

制作

1 瘦肉洗净切片；皮蛋切粒；包菜洗净切丝；葱择洗干净，切段；大枣切开去核。

2 米加水于火上煲，中途加入瘦肉、皮蛋、姜、蒜，熬30分钟成粥。

3 再调入盐，放上包菜丝、葱丝、大枣增味即可。

功效 痛风患者适量食用本品可促进尿酸排出。

黄瓜皮蛋

原料

黄瓜100克，皮蛋120克，香菜5克，盐3克，醋、生抽各10毫升，香油、红油各15毫升

制作

1 将皮蛋洗净，去壳，切成小瓣，装盘；黄瓜洗净，切成段，与皮蛋装盘；香菜洗净。

2 将盐、醋、香油、红油、生抽调成味汁。

3 将味汁淋在皮蛋上，拌匀，放上香菜即可。

功效 黄瓜的嘌呤含量较低，有利于尿酸的排出，对痛风患者很有益处。

鹌鹑蛋

【调理关键词】促进尿酸排泄

【酸碱性】属于碱性食物

热量
669.8
千焦/100克

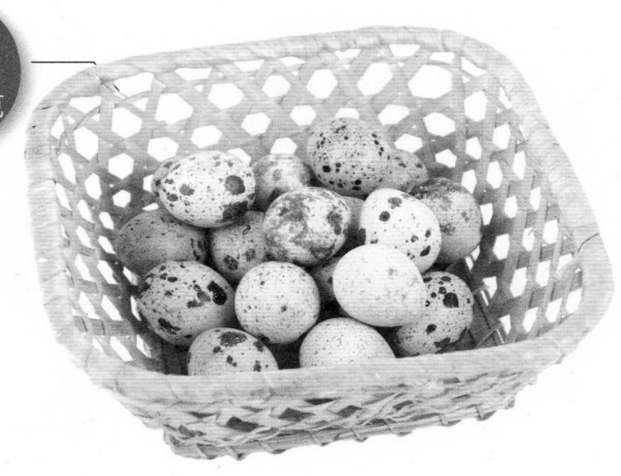

调理痛风的食疗吃法

鹌鹑蛋煮熟以后可以直接食用，也可以腌渍后食用，还可以做成汤，也可以煎、炒等，美味又营养。

对痛风的食疗功效

鹌鹑蛋含蛋白质、脑磷脂、卵磷脂、赖氨酸、胱氨酸、维生素A、维生素B_2、维生素B_1、铁、磷、钙等营养物质，可为痛风患者补充营养，还能促进尿酸排泄，缓解痛风引起的不适。

食用注意

鹌鹑蛋的营养丰富，少量食用对心血管有益，但是过多地食用反而有害，能促进脑溢血的发生。鹌鹑蛋是禽蛋中胆固醇含量最高的，所以不可以多食。此外，老年人，特别是患有脑血管疾病的人也不宜多食用。

宜

鹌鹑蛋＋苋菜 → 补充营养

鹌鹑蛋＋辣椒 → 补充营养

鹌鹑蛋＋韭菜 → 治腰痛、阳痿

忌

鹌鹑蛋＋螃蟹 → 引起中毒

鹌鹑蛋＋猪肝 → 面生黑斑

鹌鹑蛋蔬菜汤

原料

熟鹌鹑蛋180克，豆腐150克，苋菜100克，姜片、葱花各适量，盐、芝麻油、食用油各适量

制作

1 将洗净的豆腐切小方块；洗好的苋菜切小段；熟鹌鹑蛋去壳。

2 锅中注入清水烧开，放入少许食用油、姜片、盐，倒入豆腐块稍煮，放入鹌鹑蛋、苋菜，淋入少许芝麻油，煮至食材熟软。

3 关火后盛出，撒上葱花即成。

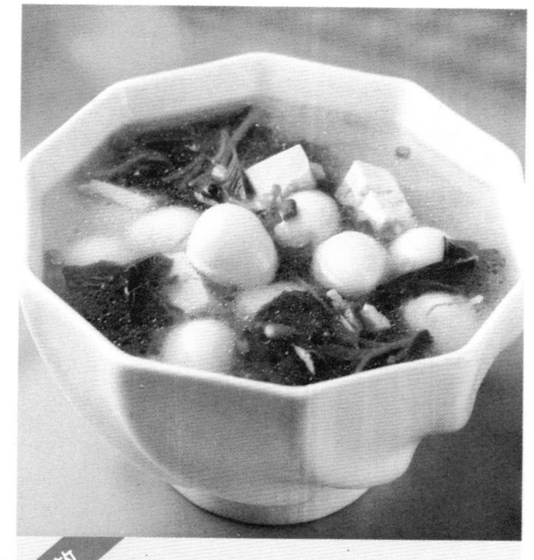

功效 本品有助尿酸的溶解和排泄，对痛风患者来说，合理食用益处很大。

香菇蒸鹌鹑蛋

原料

鲜香菇150克，鹌鹑蛋90克，枸杞2克，葱花2克，盐2克，蒸鱼豉油8毫升

制作

1 将洗净的香菇去除菌柄，铺放在蒸盘中，打入鹌鹑蛋，撒上盐，点缀上洗净的枸杞，待用。

2 备好电蒸锅，烧开水后放入蒸盘，盖上盖，蒸约20分钟，至食材熟透。

3 断电后揭盖，取出蒸盘，趁热淋上蒸鱼豉油，撒上葱花即可。

功效 本品具有辅助改善痛风症状的功效，可适量食用。

猪肉

【调理关键词】强身健体

【酸碱性】属于酸性食物

热量
598.6
千焦/100克

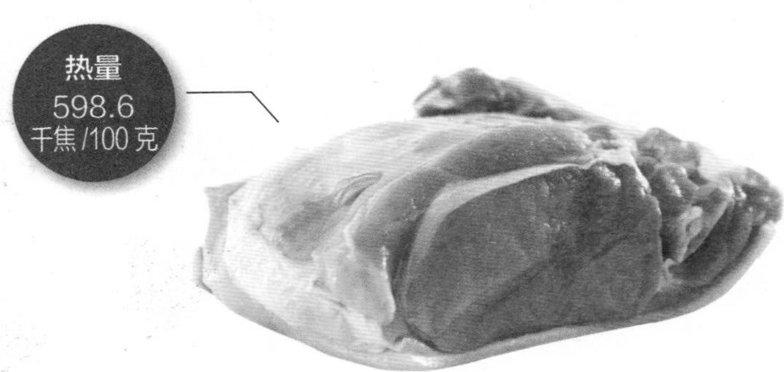

调理痛风的食疗吃法

猪肉中的脂肪经过长时间的炖煮之后会减少三到五成，胆固醇含量也会大大降低。在炖猪肉时，如果想使汤味更加鲜美，应把肉洗净后放入冷水中，用文火慢炖至熟；如果想使肉味更鲜美，应把肉放到沸水里炖熟。但是痛风患者应尽量选择猪瘦肉食用。

对痛风的食疗功效

猪肉有补虚强身，滋阴润燥的功效，且猪肉所含的必需氨基酸种类齐全，有利于人体吸收。猪肉中含B族维生素，不仅能为痛风患者提供营养，还能促进热量代谢，维持人体神经系统健康。但猪肉的嘌呤含量较高，痛风患者不宜多食。

食用注意

猪肉中含有的脂肪含量比较高，因此，高血压、高脂血症患者及肥胖人士不宜多食。

宜
- 猪肉＋鱼肉 → 增强免疫力
- 猪肉＋大米 → 补充营养
- 猪肉＋红薯 → 降低胆固醇

忌
- 猪肉＋田螺 → 容易伤肠胃
- 猪肉＋茶 → 容易造成便秘
- 猪肉＋杏仁 → 引起腹痛

鱼蓉瘦肉粥

原料

鱼肉25克，猪瘦肉10克，大米50克，盐少许，葱花少许

制作

1　鱼肉入锅煮熟，然后取出待凉制成蓉状。

2　猪瘦肉洗净后切成碎状。

3　砂锅中注入适量的清水，然后放入大米熬煮，待水烧开后加入鱼蓉、碎肉，煮至米肉糜烂，加入少许盐拌匀，盛出后撒上葱花即可。

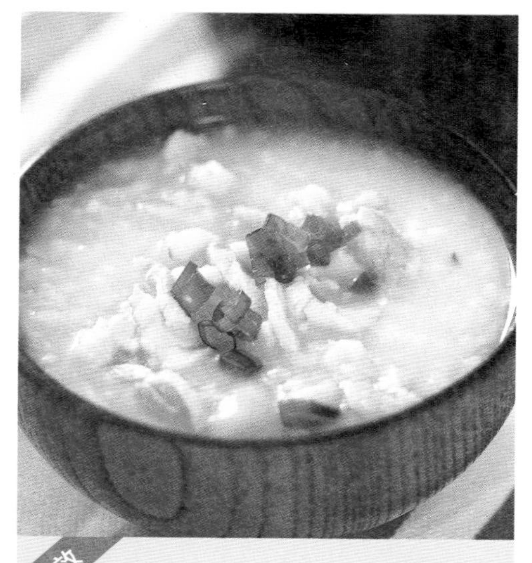

功效

痛风患者少量食用本品，能增强体质，提高抗病能力。

胡萝卜炒肉丝

原料

胡萝卜、猪肉各 300 克，料酒 10 毫升，酱油 5 毫升，盐、葱花、姜末各 5 克，白糖、味精各适量

制作

1　胡萝卜洗净，去皮切丝；猪肉洗净，切丝。

2　锅烧热，下肉丝炒香，再调入料酒、酱油、味精、盐、白糖，加入葱花和姜末，炒至肉熟。

3　最后再加入胡萝卜丝炒至入味，装入盘中即可。

功效

本品营养搭配均衡，能帮助痛风患者改善体质。

鸡肉

【调理关键词】提高痛风患者的抵抗力

【酸碱性】属于酸性食物

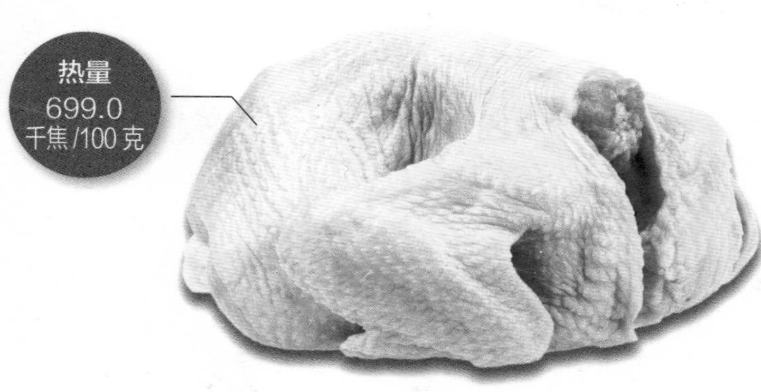

调理痛风的食疗吃法

鸡肉可以热炒、炖汤、焖，也可以冷食、凉拌。痛风患者吃鸡肉要先入水焯过以减少嘌呤的含量，还要弃掉高脂肪的鸡皮。此外，不宜饮用鸡汤或吃过多鸡翅等鸡肉类的食品，避免引起肥胖加重病情。

对痛风的食疗功效

鸡肉含有丰富的蛋白质、磷脂类和钾，能够降低对人体不利的低密度脂蛋白含量，促进尿酸排出体外，十分适合痛风并发高脂血症患者食用。而且，中医上认为，鸡肉具有温中益气、补精填髓等功效，适合身体虚弱的痛风患者适量食用。

食用注意

冷冻后的鸡肉会有一股腥味，先将鸡肉解冻，然后撒上姜末，放入生抽和盐，腌渍20分钟，这样就可以去除鸡肉的腥味了。此外，鸡屁股是淋巴腺体集中的地方，含有多种病毒及致癌物质，所以不宜食用。

宜

鸡肉＋雪梨 → 降低血压
鸡肉＋松子 → 美容抗衰
鸡肉＋菜心 → 增加营养

忌

鸡肉＋鲤鱼 → 引起中毒
鸡肉＋芹菜 → 易伤元气

鸡肉卷

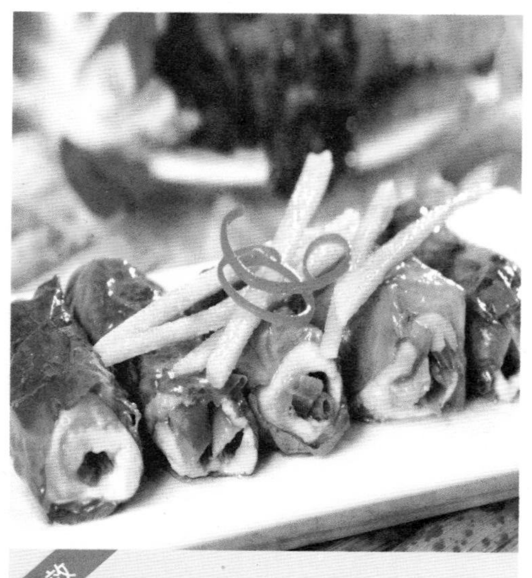

原料

雪梨1个，鸡肉300克，菜心200克，火腿100克，蒜蓉、姜汁、盐、白糖、淀粉、食用油各适量

制作

1 鸡肉切片，用姜汁、盐、白糖腌渍。

2 菜心洗净后与火腿同切段；雪梨去皮去核，切条。

3 用一片鸡肉卷一条菜心、一条火腿，卷好后用淀粉封口。

4 锅里加油烧热，放鸡肉卷炸至呈金黄色，捞出。

5 另起油锅，爆香蒜蓉，放鸡肉卷、梨炒匀，用盐、白糖调味，勾芡即可。

功效

痛风患者适量食用鸡肉卷，可降低痛风并发心血管疾病的发生概率。

双椒松子鸡丝

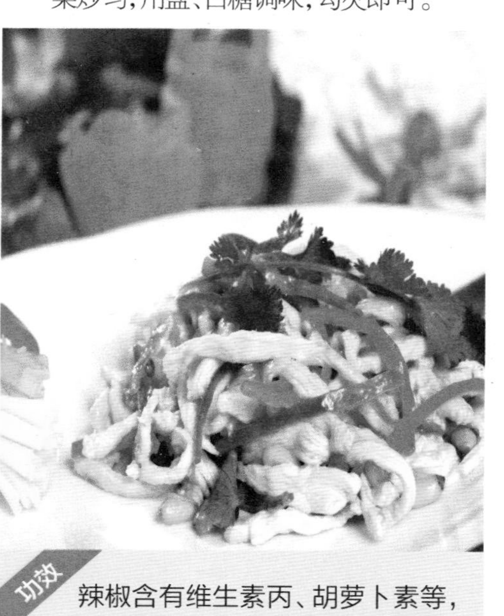

原料

鸡脯肉200克，青椒、红椒各20克，熟松子仁、香菜叶各适量，盐、水淀粉、食用油各适量

制作

1 鸡肉洗净，切丝，加入盐、水淀粉，拌匀；青椒、红椒洗净，切丝。

2 锅内加油烧热，将鸡丝、青椒丝、红椒丝滑熟，盛出。

3 锅留底油，加盐、水淀粉调成味汁，放鸡丝，青、红椒丝炒匀，装盘，撒松子仁、香菜叶装饰即可。

功效

辣椒含有维生素丙、胡萝卜素等，适量食用本品能改善痛风症状。

鸭肉

【调理关键词】补虚强身

【酸碱性】属于酸性食物

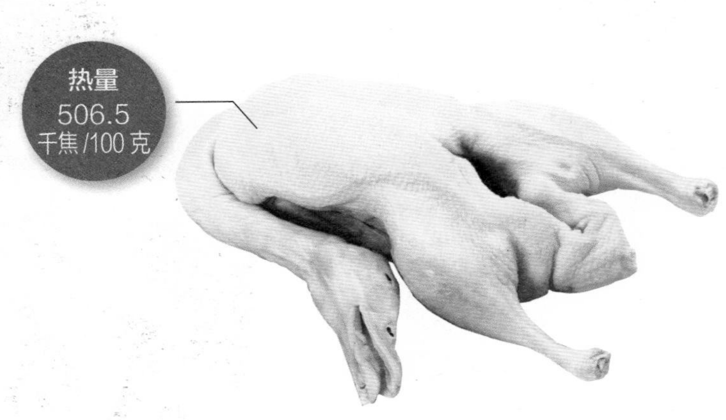

调理痛风的食疗吃法

鸭肉既可以焖、炒，也可以煲汤，还可以做成酱鸭、烤鸭、口水鸭等。炖制老鸭时，加几片火腿或少许腊肉，能够增加鸭肉的鲜香味。用鸭肉煲汤的时候，可以适量放入木瓜皮，汤的味道会更加黏稠，但是痛风患者不宜喝汤和食用鸭皮。

对痛风的食疗功效

鸭肉有清热消炎、补虚强身的功效。且鸭肉中含有蛋白质、不饱和脂肪酸和钾，对心脑血管有保护作用， 能促进尿酸排出，对痛风并发糖尿病有辅助治疗作用。但因为鸭肉的嘌呤含量相对较高，所以急性发作期的痛风患者应少量食用。

食用注意

虽然鸭肉适合身体虚弱、病后体虚和营养不良的人食用，但是感冒、腹泻患者尽量不要食用鸭肉。

宜

鸭肉＋青椒 → 保护心血管

鸭肉＋洋葱 → 降压降脂

鸭肉＋薏米 → 利水消肿

忌

鸭肉＋甲鱼 → 导致水肿泄泻

鸭肉＋板栗 → 引起中毒

鸭肉＋木耳 → 影响营养吸收

熟炒鸭片

原料

鸭肉 200 克，青椒 2 个，洋葱 1 个，盐、酱油、料酒、醋、白糖、水淀粉、食用油各适量

制作

1 鸭肉洗净切成片；青椒、洋葱洗净切片。

2 锅置火上，加油烧热，放生鸭片炒熟，盛出。

3 青椒片、洋葱片用油煸熟，加入鸭片，加料酒烧熟，加盐、酱油、白糖、醋调好味，用水淀粉勾芡，装盘即可。

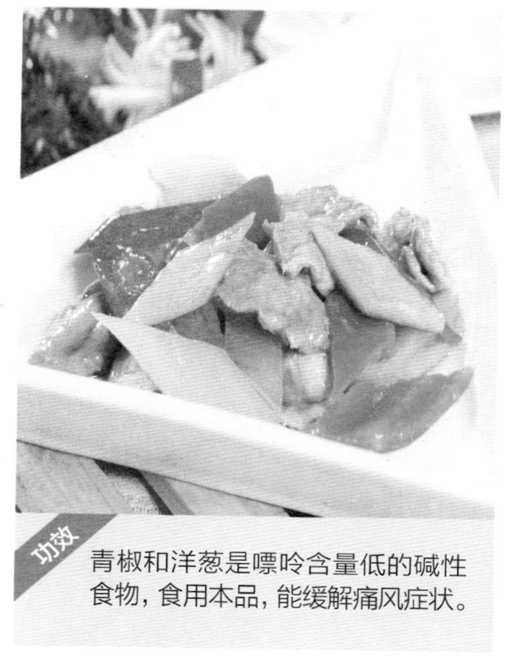

功效 青椒和洋葱是嘌呤含量低的碱性食物，食用本品，能缓解痛风症状。

功效 食用本品能够促进尿酸排出，缓解痛风病症。

五香烧鸭

原料

鸭 1 只，白糖、酱油、盐、黄酒各适量，五香粉少许，葱、姜各 10 克

制作

1 鸭洗净；将调料装盆调匀。

2 把鸭放入调料盆中，将调料涂匀在鸭上，浸泡 3 小时。

3 热锅注水，放入鸭子，中火煮沸至水蒸发完，改用小火，随时翻动，当鸭油收净后，鸭子表面呈焦黄色即熟，切块装盘即可。

猪肝

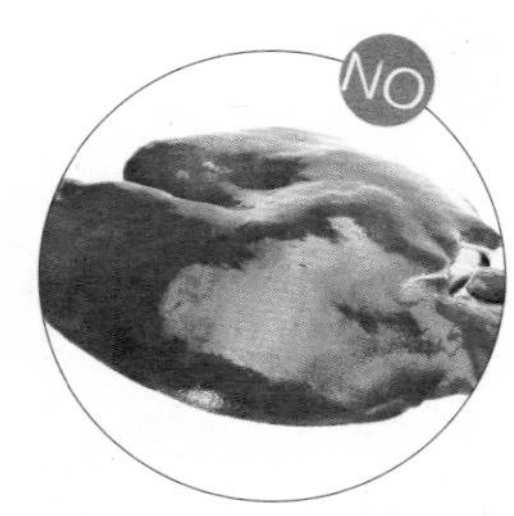

不宜吃的原因：

猪肝中含有丰富的铁、维生素A及一般肉类中没有的维生素C和微量元素硒，具有补血养血、保护视力、维持细胞正常代谢、抗氧化、增强人体免疫力等作用。但是，猪肝的嘌呤含量过高，很容易使摄入的嘌呤含量超标。因此，痛风患者不宜食用猪肝。

猪小肠

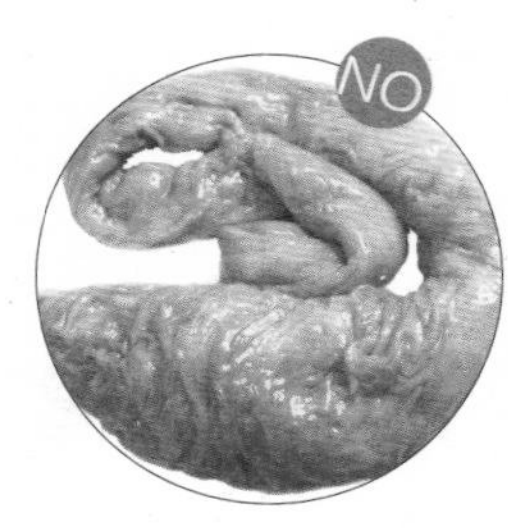

不宜吃的原因：

猪小肠中含有丰富的钙、镁、铁等人体所必需的矿物质，但是胆固醇含量较高，而且嘌呤含量也相当高，每100克猪小肠中就含有嘌呤262.2毫克，食用后会诱发痛风，或加重痛风症状。因此痛风患者不宜食用。

猪脾

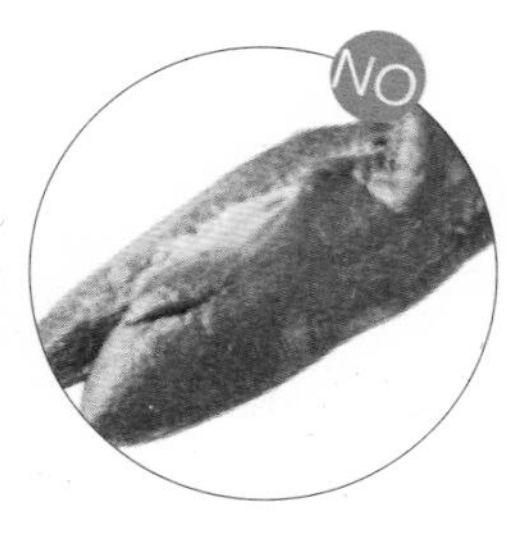

不宜吃的原因：

猪脾具有健养脾胃及帮助消化的作用，经常适量食用能够帮助治疗脾胃虚热、气弱、消化困难等症状。但是猪脾的嘌呤含量过高（每100克中含270.6毫克），很容易使得摄入的嘌呤含量超标。因此痛风患者不能食用猪脾。

牛肝

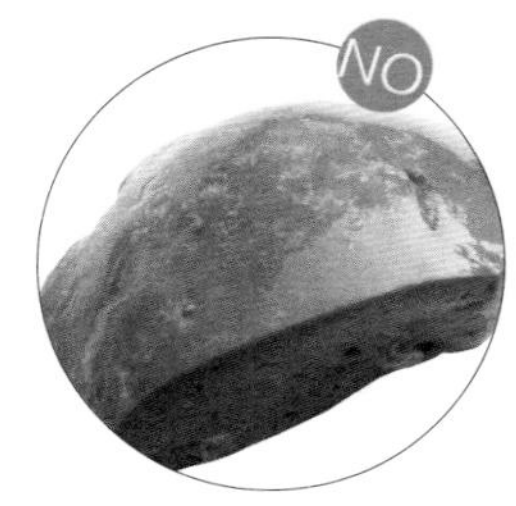

不宜吃的原因：

牛肝中所含嘌呤物质极高（每 100 克含 460 ～ 554 毫克），而痛风患者，主要是机体嘌呤代谢障碍所致的，食用此类食物无疑会引发痛风。此外，牛肝的胆固醇含量很高，多食可使血液中的胆固醇和三酰甘油水平升高，引发高血压。而高血压是导致痛风的高发因素，食用后对其不利。

鸡肝

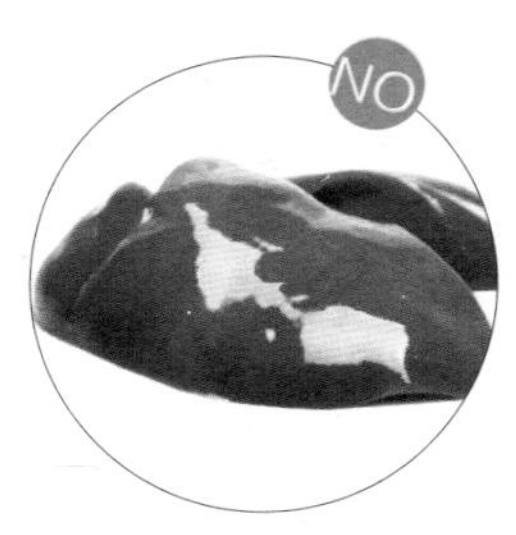

不宜吃的原因：

鸡肝中含有丰富的营养素，包括维生素 A、维生素 B_2、蛋白质、铁等，具有很好的补血、补虚、明目、强身健体的功效。但是鸡肝中的嘌呤含量过高，很容易使摄入的嘌呤含量超标，影响痛风患者的病情。因此，痛风患者应禁吃鸡肝。

鸭肝

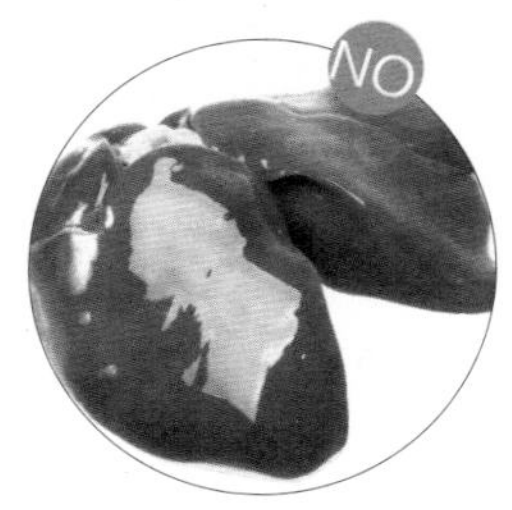

不宜吃的原因：

鸭肝也是补血的佳品，含有非常丰富的铁，适量食用可以使人的气色红润好看。此外，鸭肝中还含有丰富的维生素 B_2，在细胞增殖及皮肤生长中发挥着重要的作用。而且，鸭肝的钾含量也比较高，能够帮助体内电解质的平衡。但对痛风患者来说，鸭肝的嘌呤含量过高，应该尽量避免食用。

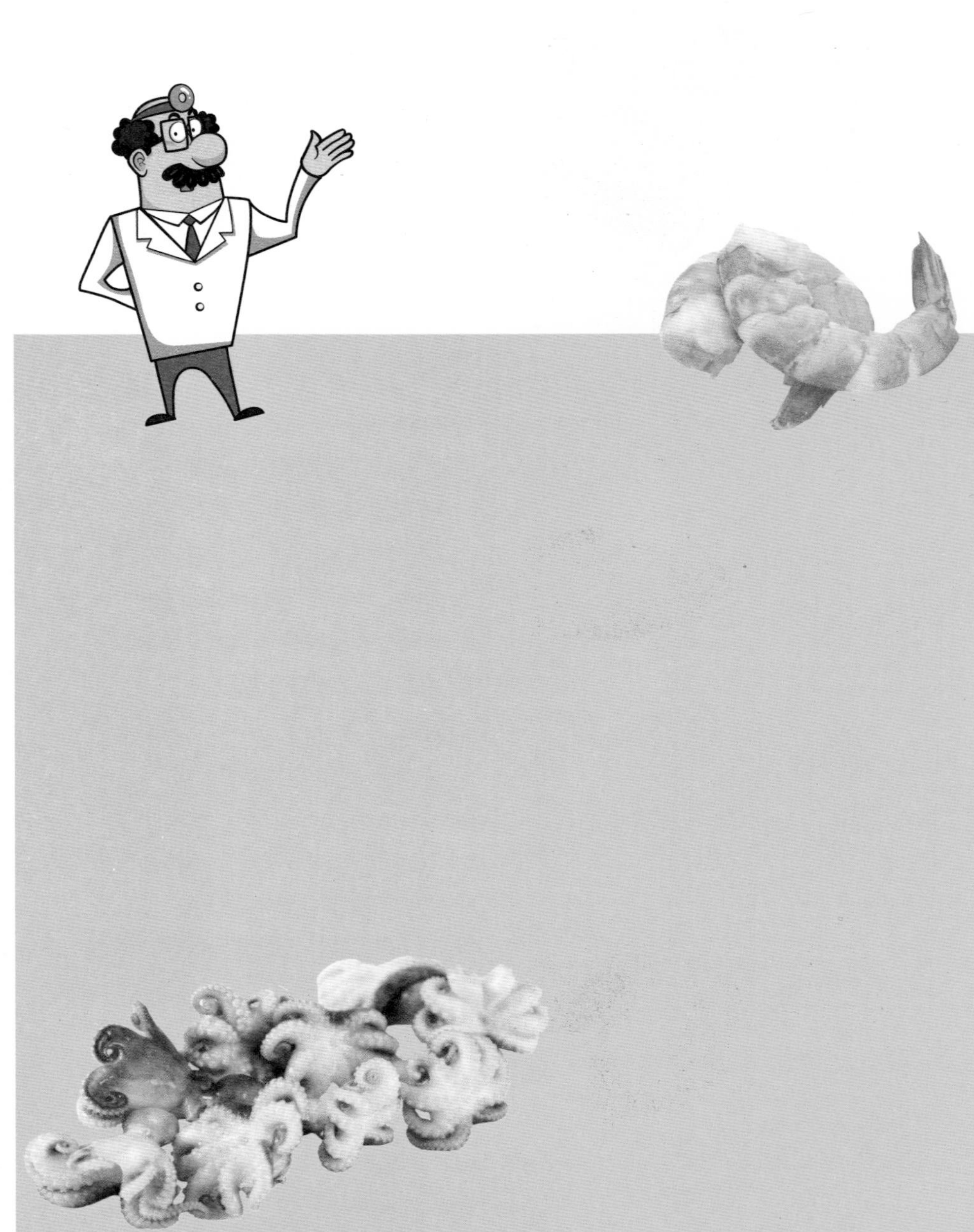

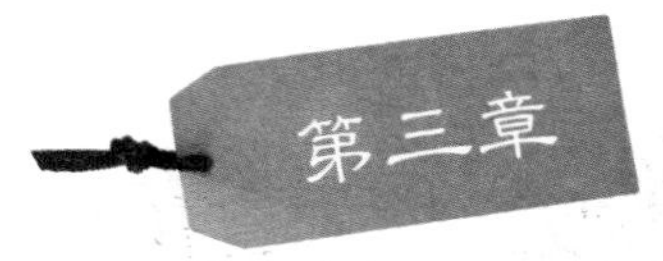

学会吃水产类

水产类食物的种类繁多，营养丰富，包括鱼、虾、蟹、贝壳类等。水产类能够帮助补充多种人体所需的氨基酸、矿物质和维生素，能够增强痛风患者的身体免疫力，帮助强身健体，同时可以适当地缓解高脂血症、高血糖带来的不适症状。

痛风患者吃海鲜一定要吃对，也要控制食量。本章主要介绍水产海鲜中哪些是宜吃的，哪些是可以少量食用的，以及要注意哪些是禁吃的。

海参

【调理关键词】增强免疫力、抗衰老

【酸碱性】属于碱性食物

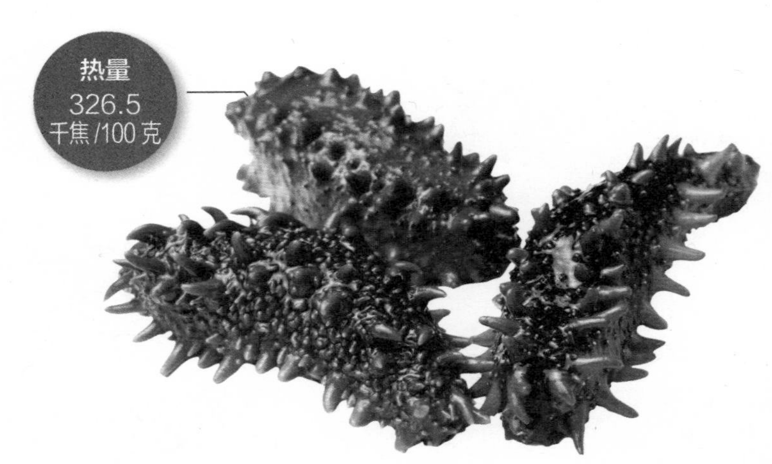

调理痛风的食疗吃法

海参可以凉拌，也可以炒食、煮粥、红烧和煲汤等。夏天食用海参最好的方法是凉拌，也有益于进补，但是烹饪海参时最好不要加醋。

对痛风的食疗功效

海参有补肾、滋阴、养血、益精之效。海参中含有的活性物质酸性多糖、多肽等能大大提高人体免疫力，人体只要免疫力强，就能抵抗各种疾病的侵袭。海参中的牛磺酸、烟酸等能促进代谢，有助于尿酸排出。

食用注意

干海参在烹饪之前最好先用冷水浸泡2小时，等到胀大的时候再取出，然后剖腹，剔除肠腔，洗净之后再浸泡1小时，就可以制作食用了。但是需要注意在泡发海参时，切莫沾染油脂、碱、盐，否则会妨碍海参吸收膨胀，降低出品率。

宜
海参＋木瓜 → 舒筋活络
海参＋菠菜 → 补血补铁
海参＋鸭肉 → 滋养五脏

忌
海参＋葡萄 → 引起腹痛、恶心
海参＋柿子 → 引起恶心
海参＋石榴 → 引起腹痛

木瓜海参盅

原料

海参4条，木瓜1只，上海青2棵，酱汁适量

制作

1 海参彻底洗净，在无油的沸水里焯熟，放凉后用剪子把海参腹部划开，把腹腔内的杂物取出，冲洗干净，浸泡在水里。

2 木瓜先洗净去皮，再挖去瓤；上海青洗净。

3 把海参捞出沥干水分，连同上海青一起放入木瓜盅里，淋上酱汁，隔火蒸30分钟即可。

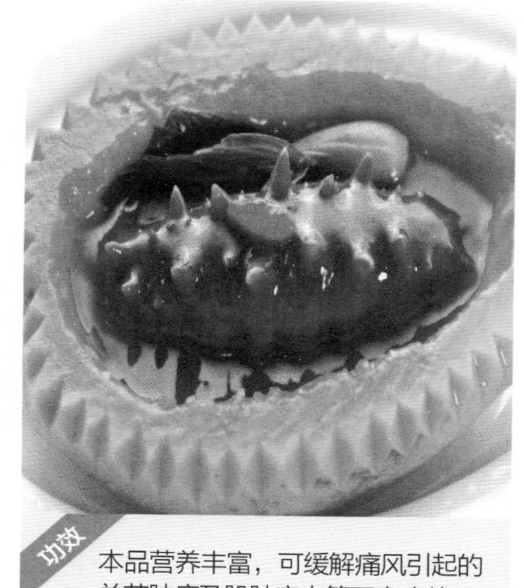

功效 本品营养丰富，可缓解痛风引起的关节肿痛及肌肤麻木等不良症状。

海参西蓝花饭

原料

海参1条，米饭150克，西蓝花适量，食盐、黄酒、姜、葱、老抽、食用油各适量

制作

1 海参洗净，在无油的沸水里焯熟，放凉后用剪子把海参腹部划开，把杂物取出，洗净，浸泡在水里。

2 姜切片，西蓝花切朵，焯熟，葱切成小段；热油锅，爆香姜葱油。

3 海参、西蓝花下入油锅，加食盐、黄酒，微炖10分钟，淋上老抽。

4 将做好的菜装盘加上米饭即可。

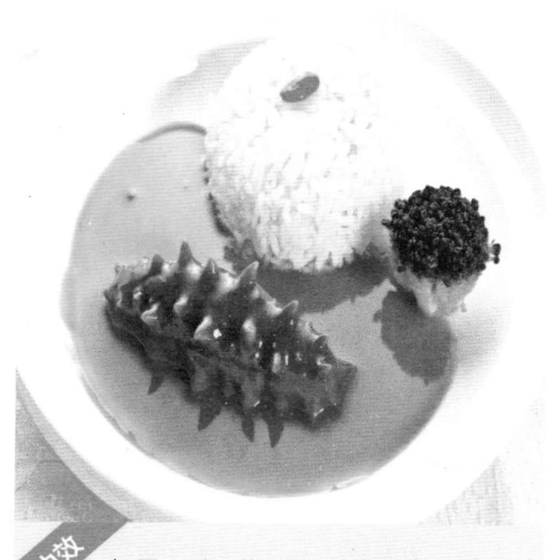

功效 本品可促进体内代谢，排除毒素，对防治痛风有辅助疗效。

海蜇皮

【调理关键词】降压消肿、清热解毒

【酸碱性】属于碱性食物

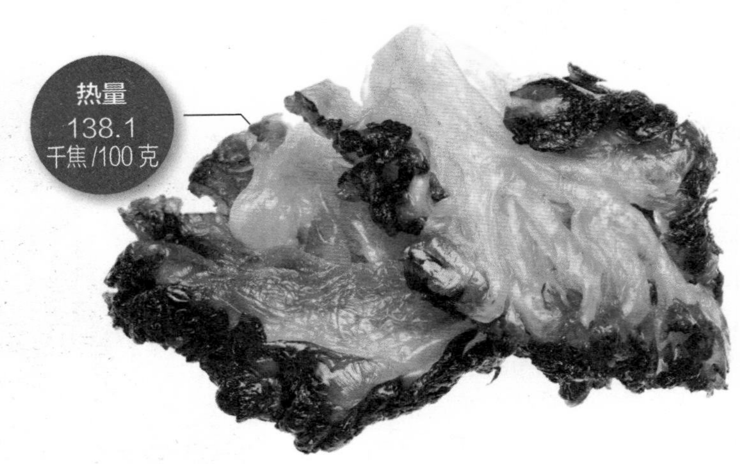

调理痛风的食疗吃法

海蜇皮的烹饪中主要是以凉拌为主。新鲜的海蜇是不宜食用的，其中含有毒素，能引起细菌性食物中毒。

对痛风的食疗功效

海蜇皮中含有蛋白质、脂肪、无机盐、维生素A、B族维生素等十多种营养物质，还含有维生素B_1、维生素B_2及碘等，具有扩张血管和降血压的作用，还能促进尿酸排出，适宜痛风并发高血压患者食用。

食用注意

有异味的海蜇皮是腐烂变质之品，不可食用。此外，海蜇皮富含碘，甲状腺功效亢进者食用，会加重病情。此外，肝性脑病、急性肝炎、肾衰竭、慢性肠炎患者最好不要食用海蜇皮。

宜

海蜇皮＋白菜 → 通利肠胃

海蜇皮＋黄瓜 → 降低血压

海蜇皮＋豆腐 → 改善气血不足

忌

海蜇皮＋柿子 → 引起腹胀

海蜇皮＋白糖 → 容易变质

海蜇皮＋大枣 → 引发寒热病

菜心海蜇皮

原料

海蜇皮300克，白菜100克，盐3克，醋8毫升，生抽10毫升，干辣椒、红椒、香菜各少许，食用油适量

制作

1 海蜇皮洗净；白菜取心部洗净，切丝；香菜洗净；红椒洗净，切丝；干辣椒洗净，切段，用油炸香后待用。

2 锅内注入清水，大火烧沸，放入海蜇皮、白菜心焯熟，捞出。

3 加入盐、醋、生抽拌匀，撒上干辣椒段、红椒丝、香菜即可。

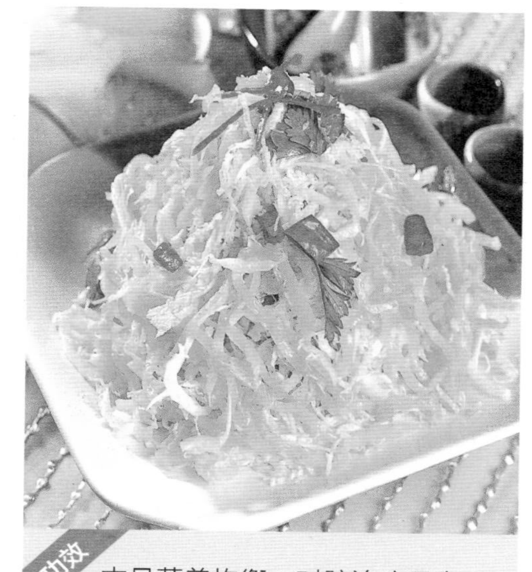

功效 本品营养均衡，对防治痛风有一定的作用。

功效 本品有助减少尿酸的沉积，对痛风并发高血压症有良好的食疗效果。

金针菇海蜇荞麦面

原料

海蜇皮 120 克，金针菇 65 克，荞麦面 90 克，蒜末、葱花各少许，盐 2 克，生抽 5 毫升，陈醋 7 毫升，芝麻油 4 毫升

制作

1 锅中注水烧开，放荞麦面，拌匀，煮至熟软，加金针菇，煮至断生。

2 将煮好的食材捞出，置于凉开水中，浸泡片刻。

3 捞出食材，沥干，装盘，放蒜末、葱花、海蜇皮、盐、生抽，拌匀。

4 淋陈醋、芝麻油，拌匀至入味即可。

鲫鱼

【调理关键词】增强免疫力

【酸碱性】属于酸性食物

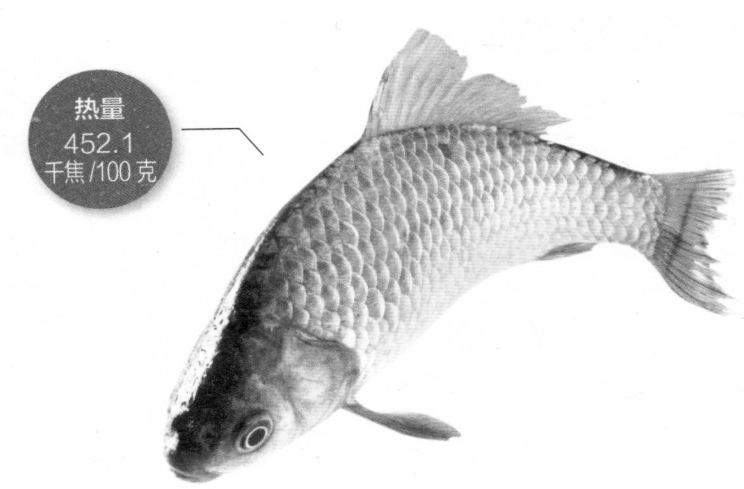

调理痛风的食疗吃法

鲫鱼可做成羹，也可煮粥、熬汤，还可做成小吃。150克左右一条的鲫鱼一般适合红烧或做汤；250克左右的鲫鱼可在肚中塞肉再红烧或清蒸；250克以上的鲫鱼肉质较老，口感不好。但是注意的是，痛风患者吃鲫鱼应加凉水炖煮，宜吃肉，不要喝汤。

对痛风的食疗功效

鲫鱼蛋白质含量高，而且易于被人体吸收，是良好的蛋白质来源，适量食用可以增强人体免疫力。而且鲫鱼的含钾量较高，可以促进尿酸排出。此外，鲫鱼所含的不饱和脂肪酸能够防治高血压、高脂血症，使人延年益寿。

食用注意

鲫鱼可以煎炸、炖煮、熬汤，但是以清蒸或煮汤的营养效果是最好的。另外，鲫鱼胆固醇含量较高，高脂血症患者不宜食用。

宜
- 鲫鱼+鸡蛋 → 防治心脑血管疾病
- 鲫鱼+豆豉 → 清热解毒
- 鲫鱼+黑木耳 → 润肤抗老

忌
- 鲫鱼+蜂蜜 → 易中毒
- 鲫鱼+葡萄 → 产生强烈刺激
- 鲫鱼+鸡肉 → 不利于吸收

鲫鱼蒸水蛋

原料

鲫鱼2条，鸡蛋4个，红椒少许，盐3克，料酒、香油、葱、香菜各少许

制作

1 葱洗净切成葱花；红椒洗净切小丁；香菜择洗干净；鲫鱼去鳞、去腮、去内脏，洗净，用料酒、盐腌渍30分钟。

2 鸡蛋磕入碗中，加水、盐拌匀，放入蒸屉，蒸至六成熟时取出。

3 再放上鲫鱼，撒上红椒，蒸熟后取出，撒上香菜、葱花，淋上香油即可。

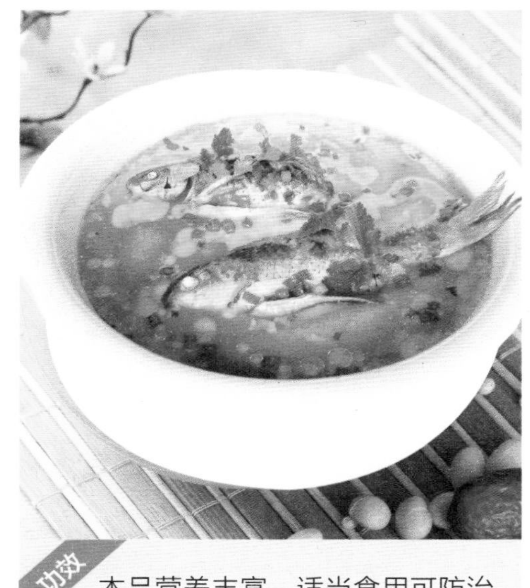

功效

本品营养丰富，适当食用可防治痛风。

豆豉鲫鱼汤

原料

豆豉150克，鲫鱼100克，清汤适量，盐5克，姜片、葱段、红椒丝各适量

制作

1 将豆豉剁碎；鲫鱼去鳞、去鳃、去内脏，洗净，斩块，备用。

2 净锅上火，倒入适量的清汤，调入盐、姜片，下鲫鱼块。

3 大火烧开，撇去浮沫，再下入风味豆豉、葱段、红椒丝，煲熟即可。

功效

本品营养丰富，痛风患者适量食用，可缓解不适。

草鱼

【调理关键词】温中补虚

【酸碱性】属于酸性食物

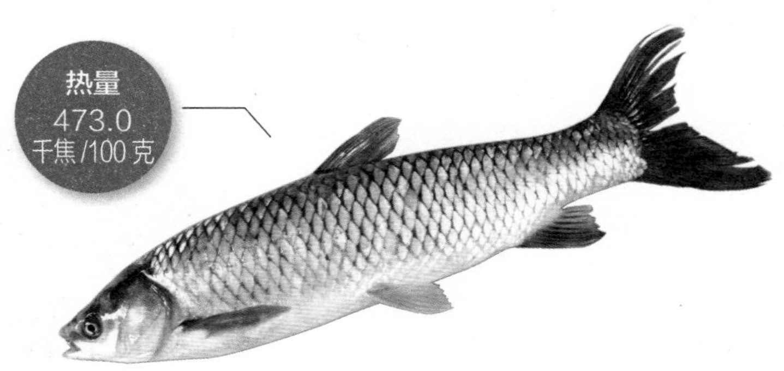

调理痛风的食疗吃法

草鱼味美可口、营养丰富，但嘌呤含量较高，痛风患者宜少量食用。

对痛风的食疗功效

草鱼能够补充人体所必需的氨基酸，是一种温中补虚的养生食品。草鱼中含有维生素D、不饱和脂肪酸和钾，可以降低血清中的胆固醇，防止动脉粥样硬化，促进尿酸的排泄，对痛风、心脑血管疾病有辅助治疗作用。

食用注意

草鱼胆有毒，不能食用。草鱼肉不宜与含鞣酸过多的水果如葡萄、柿子、山楂、橘子等同食，会使蛋白质变性，亦会产生鞣酸钙，降低食物的营养价值。此外，炒草鱼肉的时间不能过长，最好用低温油炒至鱼肉变白即可。

宜

草鱼＋冬瓜 → 降脂降压

草鱼＋茶树菇 → 防治痛风

草鱼＋鸡蛋 → 温补强身

忌

草鱼＋甘草 → 引起中毒

草鱼＋番茄 → 抑制营养吸收

草鱼＋咸菜 → 对身体不利

草鱼煨冬瓜

原料

冬瓜500克，草鱼250克，姜10克，葱花2克，红椒丝适量，绍酒10毫升，盐5克，醋5毫升，食用油适量

制作

1 将草鱼去鳞、鳃和内脏，洗净切块；冬瓜洗净，去皮切块。

2 炒锅内加适量油，烧沸，将草鱼块放入锅内煎至金黄色，加冬瓜、盐、生姜、葱花、红椒丝、绍酒、醋、水各适量炖煮。

3 大火煮沸后转小火炖至鱼肉熟烂即成。

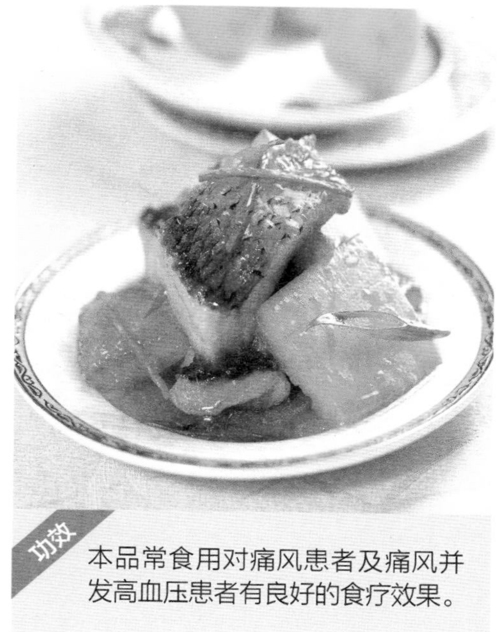

功效 本品常食用对痛风患者及痛风并发高血压患者有良好的食疗效果。

茶树菇草鱼汤

原料

水发茶树菇90克，草鱼肉200克，姜片、葱花、枸杞各少许，盐3克，料酒5毫升，芝麻油、水淀粉各适量

制作

1 茶树菇切茎；洗净的草鱼肉切片。

2 鱼片入碗，加料酒、盐、水淀粉、芝麻油，拌匀，腌渍10分钟。

3 锅中注水烧开，放入切好的茶树菇煮约1分钟，捞出，沥干水分。

4 另起锅注水烧开，放鱼片、茶树菇、姜片、芝麻油、盐、枸杞，煮至鱼片变色，撒葱花即可。

功效 本品对痛风并发糖尿病患者有良好的食疗效果。

鲤鱼

【调理关键词】利水消肿

【酸碱性】属于酸性食物

热量
456.3
千焦/100克

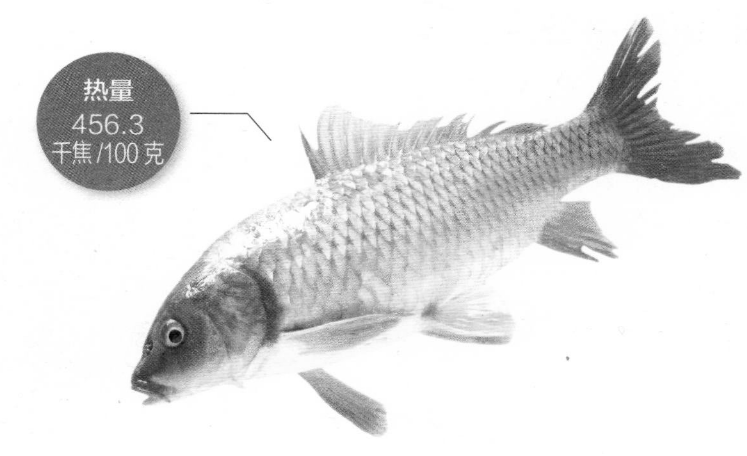

调理痛风的食疗吃法

鲤鱼可以清蒸、红烧、干烧、糖醋，也可以煮汤。烹饪之前先用盐水浸泡或涂些黄酒在鲤鱼身上，就能够去掉鲤鱼的腥味。

对痛风的食疗功效

鲤鱼中含有蛋白质、钾及多种其他的营养素，对人体内分泌代谢起到调节的作用，可以促进尿酸的排出。而且，鲤鱼中含有的脂肪多是不饱和脂肪酸，能够很好地降低胆固醇，可以防治痛风并发动脉粥样硬化、冠心病。

食用注意

鲤鱼是发物，凡是患有恶性肿瘤、淋巴结核、支气管哮喘、荨麻疹、皮肤湿疹等疾病的人都不宜食用鲤鱼。

宜

鲤鱼＋菠萝 → 排毒降脂
鲤鱼＋冬瓜 → 利尿祛风
鲫鱼＋黑豆 → 利水消肿

忌

鲤鱼＋甘草 → 易引起中毒
鲤鱼＋咸菜 → 对消化道不利
鲤鱼＋狗肉 → 易使人上火

糖醋全鲤

原料

鲤鱼 1 条，白糖 100 克，醋 150 毫升，料酒 10 毫升，盐 3 克，番茄汁 15 毫升，食用油适量

制作

1 鲤鱼处理好，改花刀，入锅炸熟捞出。

2 锅内留油，加入水，放入白糖、醋、番茄汁、盐、料酒熬成汁。

3 把炸熟的鲤鱼放入锅中，待汁熬浓，再放少许清油，出锅即可。

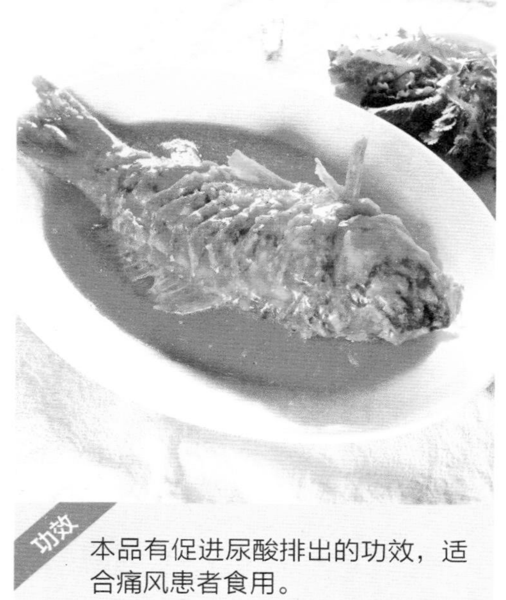

功效 本品有促进尿酸排出的功效，适合痛风患者食用。

鲤鱼炖冬瓜

原料

鲤鱼 400 克，冬瓜 200 克，香菜段 20 克，葱段、姜片、盐、高汤、食用油各适量

制作

1 鲤鱼打花刀，煎至金黄；冬瓜去子切片。

2 锅注油，下葱、姜炝锅，加鲤鱼、高汤、冬瓜、盐，改为小火炖至入味，拣出葱、姜，加入香菜段，出锅装入汤碗中即可。

功效 本品有防治痛风并发高血压、动脉粥样硬化等症的作用。

紫菜

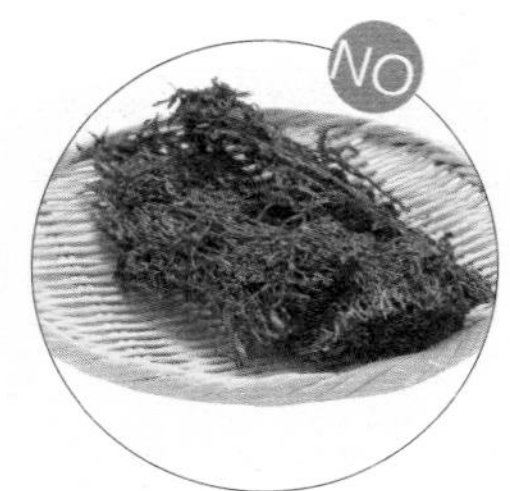

不宜吃的原因：

紫菜含嘌呤物质较高（每 100 克含 274 毫克），嘌呤代谢障碍者不宜食用，否则易导致过多的嘌呤在体内堆积。对痛风患者而言，过多的嘌呤类物质最终会转化为尿酸成分，会引发痛风，导致剧痛。故痛风患者不宜食用。另外，紫菜性寒，脾胃虚寒、腹痛便溏、消化不良者不宜食用。

带鱼

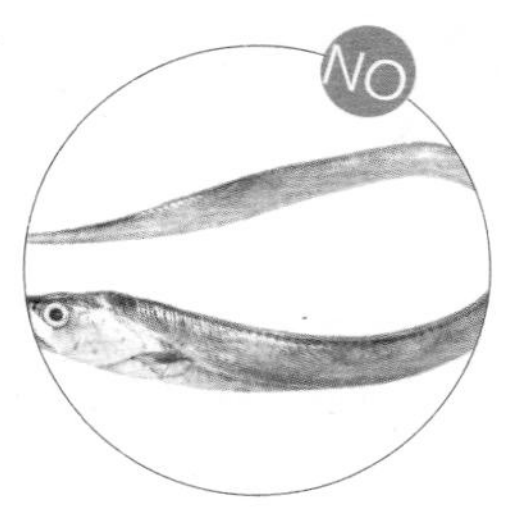

不宜吃的原因：

带鱼属于海产鱼，不宜多食。从中医角度来说，带鱼性属温热，是“发物”，故有炎症或疮疡痈毒者不宜食用。而且带鱼所含嘌呤物质极高（每 100 克含 391 毫克），容易引发痛风，导致剧痛难忍，对痛风患者不利。

乌鱼

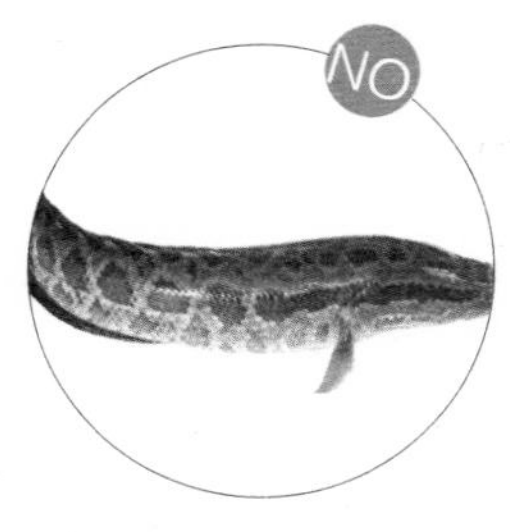

不宜吃的原因：

乌鱼也称为黑鱼，属于淡水鱼类，营养较为丰富，在民间也被人称之为“贵鱼”，即吉祥之意，具有催乳补血的作用。但是对于痛风患者来说，食用后却能带来痛苦，因为乌鱼中嘌呤类物质含量较高（每 100 克含 183 毫克），而痛风患者本身嘌呤代谢障碍，食用后会引发痛风，加剧疼痛。

牡蛎

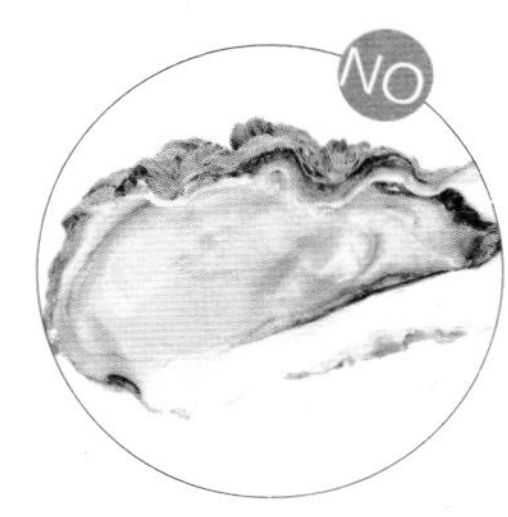

不宜吃的原因：

牡蛎和蛤蜊差不多，性属寒凉，过多食用易导致便秘和消化不良，脾虚者不宜食用，易出血者也不宜食用。痛风患者从中医角度来说，多与脾虚有关，故不宜多食。牡蛎虽不如蛤蜊所含嘌呤类物质高（每 100 克含 239 毫克），但是对痛风患者而言，其嘌呤含量也不容忽视，食用对痛风不利。

干贝

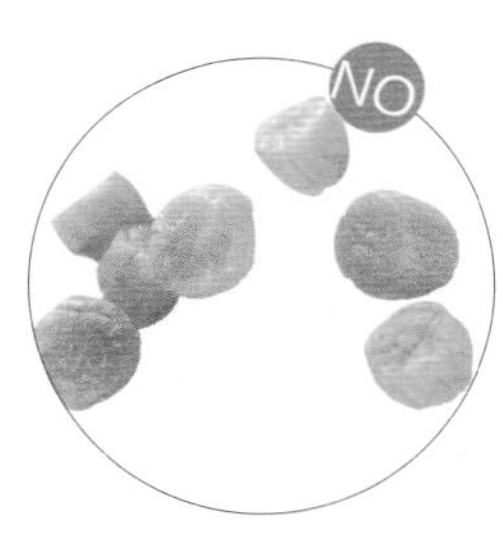

不宜吃的原因：

干贝含有谷氨酸钠成分，在肠道细菌的作用下，可转化为有毒、有害物质，故不可多食。干贝含有较高的嘌呤类物质（每 100 克含 390 毫克），对痛风患者来说，嘌呤代谢障碍导致血尿酸增加是主要原因，食用此类食物后，会使嘌呤物质在体内堆积，易引发痛风，导致剧痛难忍。

草虾

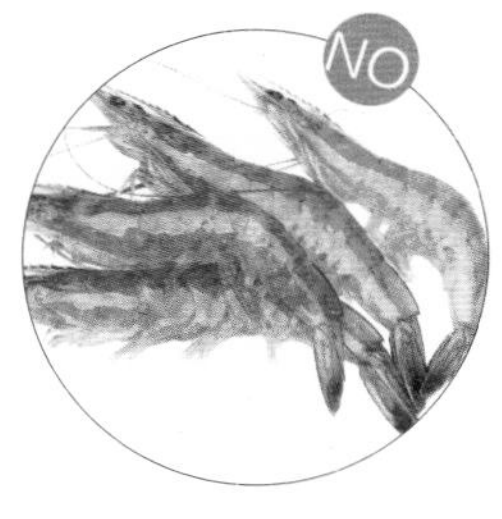

不宜吃的原因：

草虾中胆固醇含量较高，适量地食用能预防动脉粥样硬化的发生，但是过多地食用，容易使体内的胆固醇含量升高，反而会诱发动脉粥样硬化等心血管疾病。而且虾能补肾壮阳，是温补食物，而痛风患者与素体阳亢型体质有关，食用后对其不利。

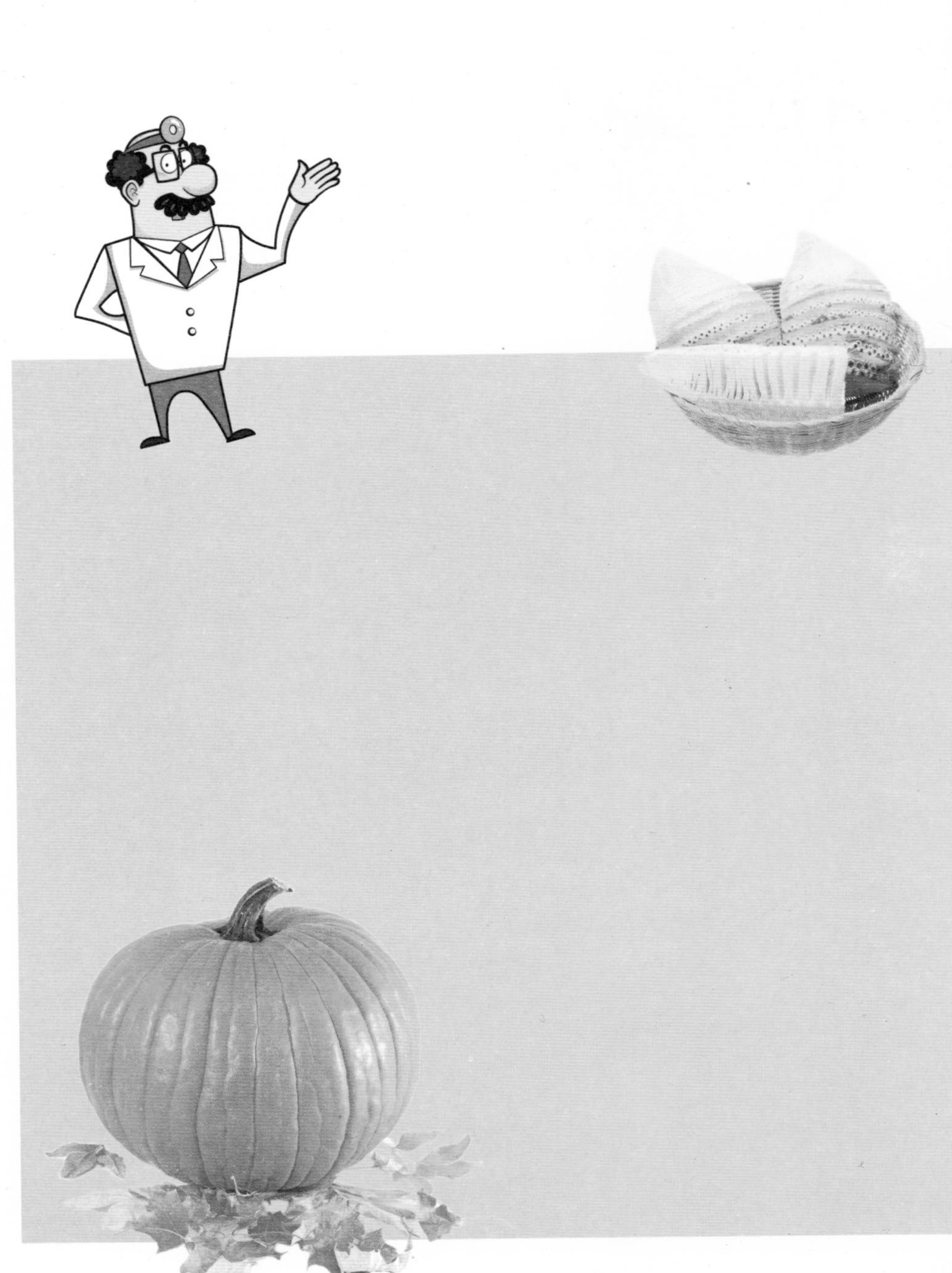

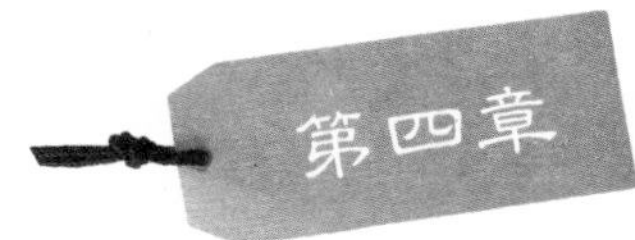

第四章

学会吃蔬菜菌菇类

蔬菜不仅为人体提供丰富的维生素、矿物质和纤维素等人体必需营养物质，而且还具有良好的药用价值。痛风患者在不同时期选择对症食材、择优食用，有助于改善体质，缓解痛风症状。

本章节主要介绍痛风患者在日常生活中应多吃、少吃、禁吃的蔬菜、菌菇类，且对这些菜与痛风相关的营养素含量也做了详细介绍，让痛风患者清楚了解什么是可以吃的，什么是应该少吃的和不能吃的。

大白菜

【调理关键词】防止尿酸性结石

【酸碱性】属于碱性食物

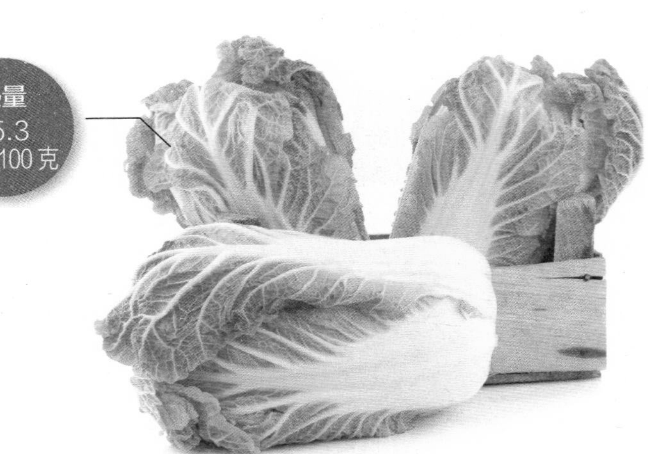

调理痛风的食疗吃法

大白菜的做法多样，根据个人喜好可以炒白菜、烩白菜、凉拌白菜、炖白菜等。但是要注意最好不要挤掉菜汁，以免造成营养成分的大量丢失。

对痛风的食疗功效

大白菜具有养胃生津、除烦解渴、利尿通便等功效。此外，大白菜富含多种维生素及矿物质，是一种纤维素含量丰富的碱性食物，有助于碱化尿液、促进尿酸排出，对防治痛风有一定的辅助作用。

食用注意

买回来的大白菜最好趁新鲜吃，把蔫了的叶子去掉。每餐食用的大白菜以100克为宜，最好不要吃隔夜的熟白菜，以免致癌。爱吃腌菜的人请注意，未腌透的白菜不要吃，以免引起中毒。

宜
大白菜＋板栗 → 增强体质
大白菜＋猪肝 → 保肝护肾
大白菜＋排骨 → 补充营养

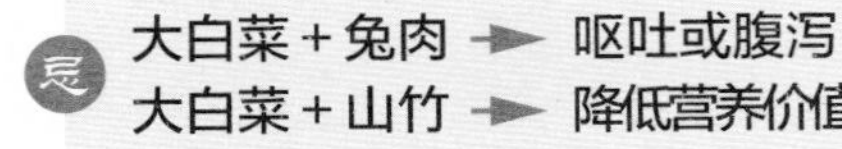

大白菜拌西红柿

原料

大白菜50克，西红柿1个，黄瓜1根，洋葱适量，盐、糖各适量

制作

1 将大白菜洗净，切成小片；西红柿洗净，去蒂，切成小片。

2 黄瓜洗净，切成小片；洋葱洗净，切成条状。

3 将处理好的大白菜、西红柿、黄瓜、洋葱一起放进碗中，加上少许盐和糖。

4 拌匀后放置一会儿，大概腌渍 5 分钟，即可食用。

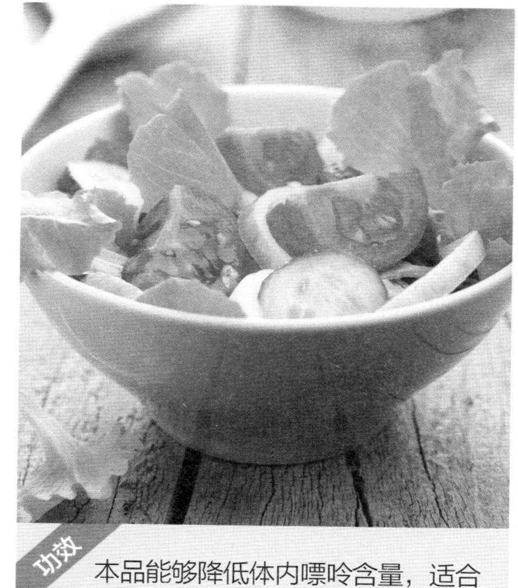

功效 本品能够降低体内嘌呤含量，适合痛风并发高血压的患者经常食用。

板栗煨白菜

原料

大白菜200克，生板栗100克，葱段、姜片各适量，盐、鸡汤、水淀粉、料酒、味精、食用油各适量

制作

1 白菜洗净切段氽水；板栗煮熟后去壳。

2 锅上火，放油烧热，将葱段、姜片爆香，下白菜段、板栗炒匀。

3 加入鸡汤，入味后用水淀粉勾芡。

4 加入料酒、味精、盐，炒匀即可出锅。

功效 本品能促进尿酸排出,有助于痛风患者增强体质、缓解症状。

空心菜

【调理关键词】润肠通便、抑菌解毒

【酸碱性】属于碱性食物

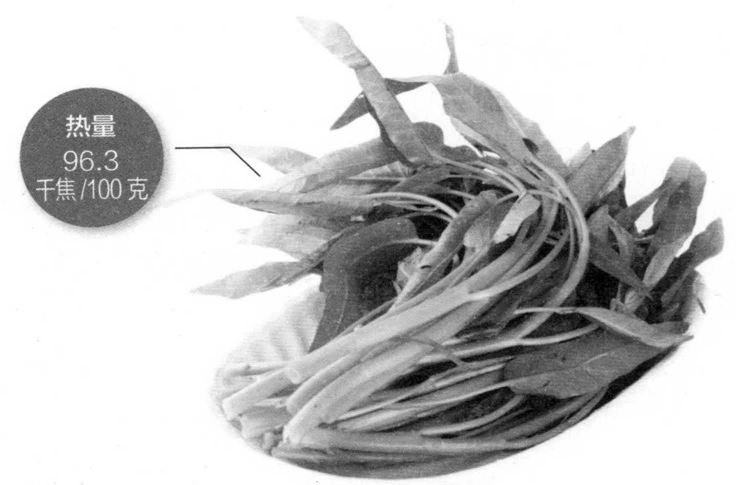

调理痛风的食疗吃法

空心菜的吃法多样，痛风患者可以根据喜好选择吃法，空心菜很适合旺火快炒，这样就可以避免其营养物质的流失。空心菜的嫩梢中含有较多的钙及胡萝卜素，烹炒的时间也要尽量短一些。

对痛风的食疗功效

空心菜中含丰富的膳食纤维及钾元素，嘌呤含量低，还是一种碱性食物，可碱化尿液并促进尿酸的排出。空心菜中的膳食纤维较多，具有促进肠蠕动的作用，可以通便解毒、降低胆固醇。

食用注意

买回来的空心菜最好趁新鲜吃，把黄叶、烂叶去掉。空心菜遇热容易变黄，烹调时要充分热锅，大火快炒，不等叶片变软即可熄火盛出。空心菜性偏寒，体质虚弱、脾胃虚寒、大便溏泄者不宜食用。

宜

空心菜＋豆豉 → 补充矿物质
空心菜＋蘑菇 → 养心补虚
空心菜＋面条 → 促进排便

忌

空心菜＋牛奶 → 影响钙质吸收
空心菜＋奶酪 → 影响钙质吸收
空心菜＋苦瓜 → 菜性偏寒

清炒空心菜

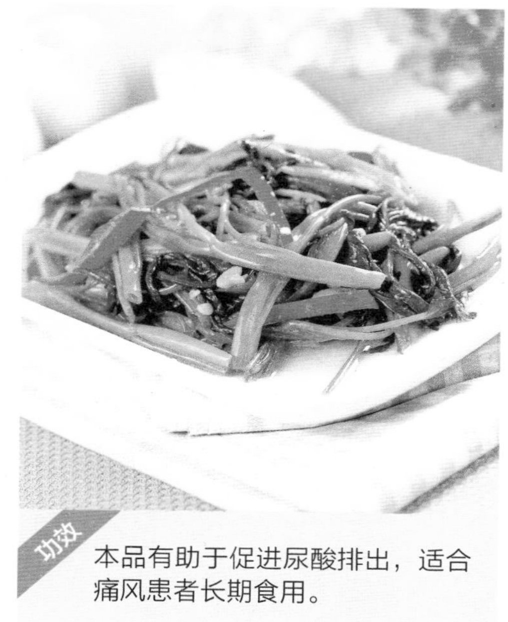

原料

空心菜400克，红椒1个，姜末、蒜末各适量，盐、食用油各适量

制作

1 空心菜洗净，切段；红椒洗净切丝备用。

2 锅置火上，倒入适量油，大火将油烧热，然后放入姜末、蒜末炝锅，快速翻炒。

3 将空心菜、红椒倒入锅中，快速翻炒 50 秒。

4 加入适量盐，继续翻炒，炒匀后装盘即可。

功效

本品有助于促进尿酸排出，适合痛风患者长期食用。

腰果炒空心菜

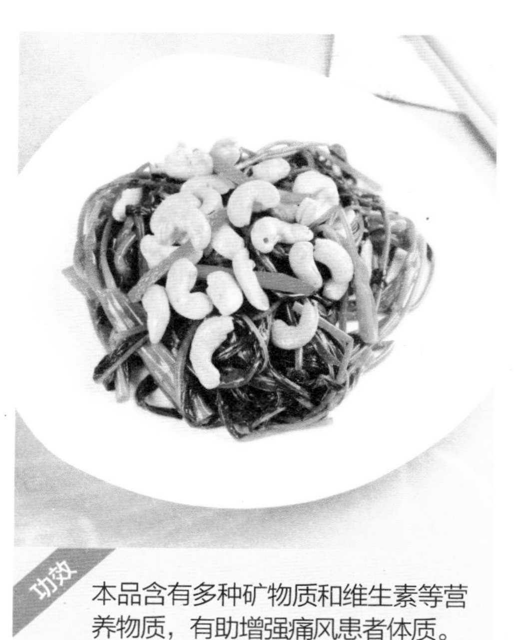

原料

空心菜100克，腰果70克，彩椒15克，蒜末少许，盐2克，白糖、鸡粉、食粉各3克，水淀粉、食用油各适量

制作

1 彩椒切丝；锅中注水烧开，撒食粉，倒入腰果，拌匀，略煮，捞出。

2 空心菜洗净焯水。热锅注油，倒入腰果，炒至香味，捞出，沥干油。

3 用油起锅，倒入蒜末，爆香，倒入彩椒丝，炒匀。

4 放空心菜、盐、白糖、鸡粉、水淀粉，拌匀，装盘，点缀上熟腰果即成。

功效

本品含有多种矿物质和维生素等营养物质，有助增强痛风患者体质。

芹菜

【调理关键词】适合痛风急性期食用

【酸碱性】属于碱性食物

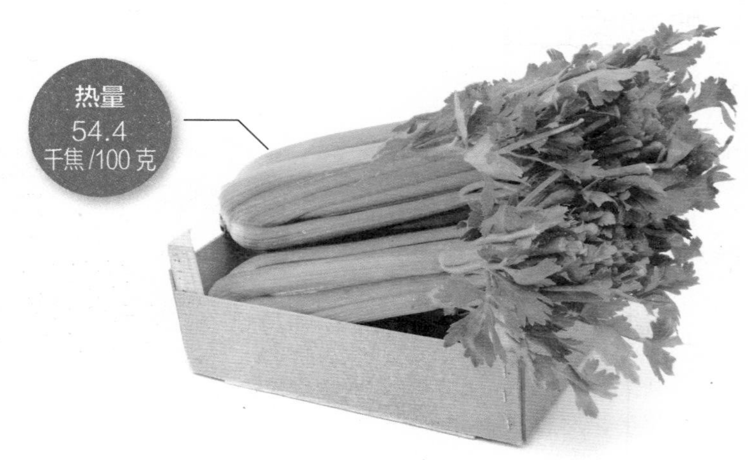

调理痛风的食疗吃法

食用芹菜时不要把叶子扔掉，烹饪时先将芹菜放沸水中焯烫，焯水后马上过凉，除了可以使成菜颜色翠绿，还可以减少炒菜的时间，减少油脂对芹菜的“入侵”。

对痛风的食疗功效

芹菜含有丰富的维生素和矿物质，能够净化血液、促进体内废物排出，还有清热、利水消肿等功效。芹菜基本上不含嘌呤，且其所含碱性成分有利于尿酸排出。因此，非常适合痛风患者使用，尤其是痛风急性期的患者。

食用注意

芹菜不要煮得过烂，以免维生素和无机盐流失。血压偏低者慎食芹菜，因为芹菜有降压作用。过夜的芹菜不要再吃，以免损害身体健康。芹菜性凉，脾胃虚寒者、肠滑不固者慎食。

宜
- 芹菜＋大米 → 补充营养
- 芹菜＋茭白 → 降低血压
- 芹菜＋木耳 → 降压降脂

忌
- 芹菜＋黄瓜 → 破坏维生素 C
- 芹菜＋鸡肉 → 伤元气
- 芹菜＋南瓜 → 腹胀、腹泻

芹菜粥

原料

芹菜适量，大米100克，白糖适量

制作

1　大米放入清水中泡发，洗净后捞出沥干；芹菜择去黄叶，洗净后切成段。

2　锅置火上，注入清水，放入大米，用大火煮至米粒绽开。

3　再改用小火煮至粥成，加入芹菜，根据个人口味，可加入适量白糖调味。

4　将粥盛出装入碗中，温度适中时即可食用。

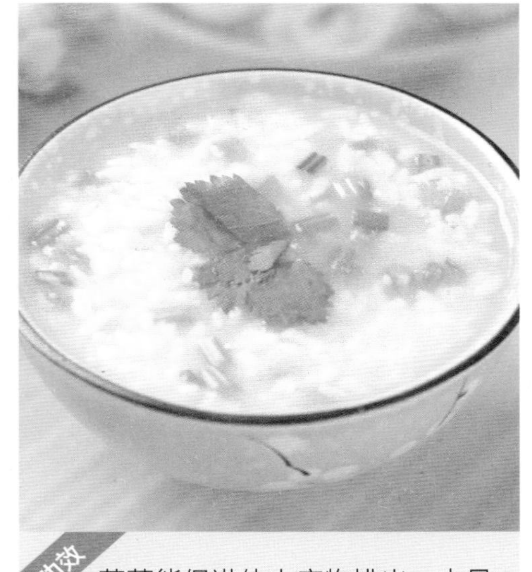

功效　芹菜能促进体内废物排出，本品适合痛风并发高血压患者食用。

功效　痛风患者经常食用芹菜可降低痛风并发其他病症的发生概率。

蒸芹菜叶

原料

芹菜叶45克，面粉10克，姜末、蒜末各少许，鸡粉少许，白糖2克，生抽4毫升，陈醋8毫升，芝麻油适量

制作

1　取碗，加入蒜末、姜末、生抽、鸡粉、芝麻油、陈醋、白糖拌匀，即成味汁。

2　洗净的芹菜叶装蒸盘，撒面粉，拌匀。蒸锅上火烧开，放入蒸盘。

3　蒸至菜叶变软，揭盖，取出蒸盘。

4　食用时佐以味汁即可。

马齿苋

【调理关键词】防治痛风并发高血压症

【酸碱性】属于碱性食物

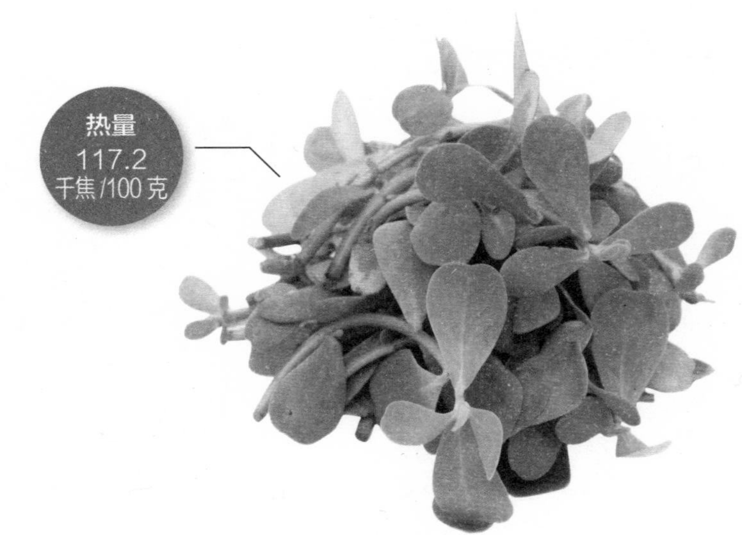

调理痛风的食疗吃法

马齿苋适合做汤或熬粥喝；或取马齿苋200克，择洗干净切断，放沸水中焯一下捞出，过凉，放入适量盐、香油、白糖、醋拌匀即可食用。

对痛风的食疗功效

马齿苋有“天然抗生素”的美称，富含维生素、膳食纤维和钾元素，能够扩张血管，降低血压，并能有效地排除体内废物，促进尿酸的排泄，对缓解痛风并发高血压病非常有益。

食用注意

要选择叶片肥厚、水分充足、鲜嫩多汁的马齿苋。痛风患者每天以80克为宜，不需要太多。马齿苋在烹饪前应先焯水，以免引起过敏反应。

宜

马齿苋＋鸡蛋 → 营养互补

马齿苋＋猪肠 → 治疗痔疮

马齿苋＋西红柿 → 抗衰老

忌

马齿苋＋黄瓜 → 破坏维生素C

马齿苋＋茼蒿 → 减少钙铁的吸收

马齿苋＋胡椒 → 容易中毒

马齿苋薏米绿豆汤

原料

马齿苋40克，水发绿豆75克，水发薏米50克，冰糖35克

制作

1 将洗净的马齿苋切段，备用；砂锅中注入适量清水烧热，倒入备好的薏米、绿豆，拌匀。

2 盖上盖，大火烧开后用小火煮约30分钟，揭盖，倒入马齿苋，搅拌均匀。

3 盖上盖，用中火煮约5分钟，揭盖，倒入冰糖，拌匀，煮至溶化。

4 盛出煮好的汤料放入汤碗中即成。

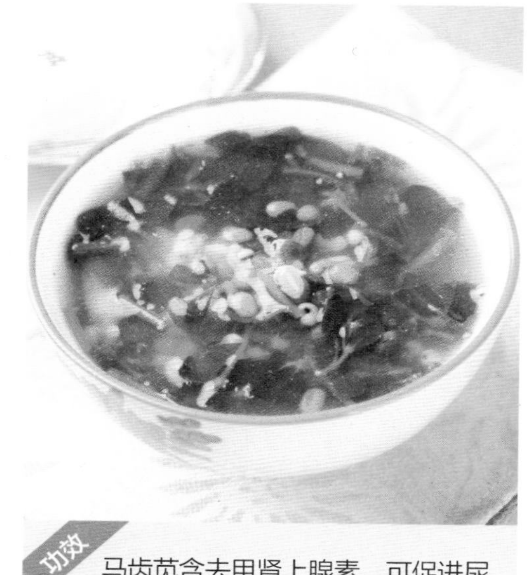

功效

马齿苋含去甲肾上腺素，可促进尿酸排出，可降低痛风的发生概率。

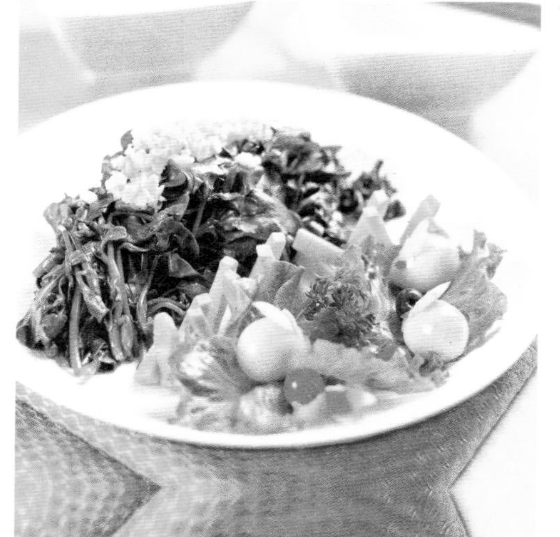

功效

本品含有大量粗纤维，可降低痛风并发糖尿病的发生概率。

凉拌马齿苋

原料

马齿苋300克，蒜蓉少许，盐3克，糖4克，麻油少许

制作

1 马齿苋去根，洗净，切断。

2 锅置火上，加适量清水，大火将水烧开。

3 将已经洗干净的马齿苋放进沸水锅中，稍焯一下，沥干水分，盛入盘中。

4 加盐、糖、蒜蓉、麻油调味，拌匀即可。

芥菜

【调理关键词】明目利膈、宽肠通便

【酸碱性】属于碱性食物

热量
113.0
千焦/100克

调理痛风的食疗吃法

芥菜主要用于配菜炒着吃，或煮成汤，也可用蒸、煮或炒等方式烹饪，和大麦、黑米、荞麦、土豆及豆类都能搭配食用。芥菜搭配食用，更有营养。

对痛风的食疗功效

芥菜含有大量的膳食纤维，有较强的通便作用，有助于减肥。它含有大量的维生素C，能降低毛细血管通透性、促进尿酸排出、促进胆固醇的转化，使血脂下降，适并发发高血压、高脂血症的痛风患者。

食用注意

芥菜质地粗糙且味道浓重，有些人可能不适应，所以为了去掉一些味道，可以在烹饪前用开水焯一下。芥菜不能生食，要选择叶片完整，没有枯黄及开花现象者为佳，不要吃隔夜的芥菜。

宜
- 芥菜＋辣椒 → 补充维生素
- 芥菜＋木耳 → 改善血液循环
- 芥菜＋猪肝 → 有助于钙的吸收

忌
- 芥菜＋鲫鱼 → 对身体不利
- 芥菜＋牛奶 → 影响钙的吸收
- 芥菜＋蟹 → 对身体不利

什锦芥菜

原料

芥菜60克，红椒、黄椒各15克，木耳10克，盐、香油各适量

制作

1　木耳泡发；芥菜、木耳洗净，切块状；红椒、黄椒去子，洗净，切块状备用。

2　将芥菜、木耳、红椒、黄椒放入热水中焯熟。

3　将焯熟后的芥菜、木耳、红椒、黄椒均装入同一盘中。

4　加入适量的盐、香油，搅拌均匀即可食用。

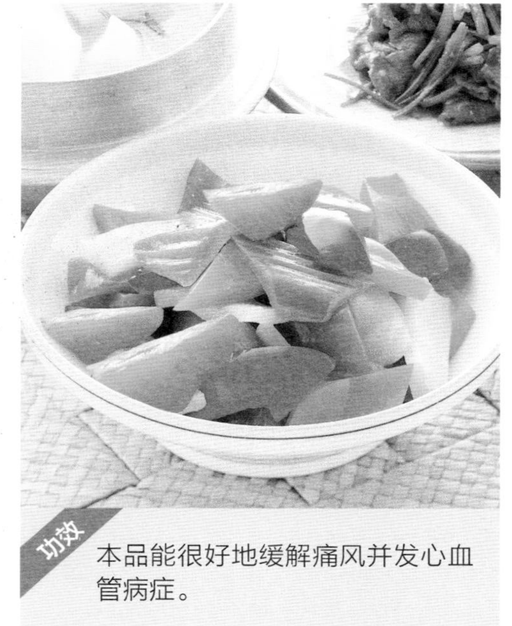

功效　本品能很好地缓解痛风并发心血管病症。

泡酸芥菜

原料

带叶的新鲜芥菜2000克，盐50克

制作

1　将芥菜头切下，去根须洗净，切块。

2　将切好的芥菜分批放入干净的坛内，每放一层都要按实。

3　每一层芥菜上面可撒入盐封口，用竹片压紧，坛内倒入凉开水淹没菜料。

4　盖好坛盖，放置较温暖处，一般泡制 12 天左右，待自然发酵后即成，取出装盘即可食用。

功效　适量食用本品，可促进尿酸排出，从而改善痛风症状。

黄瓜

【调理关键词】除热解毒、利水生津

【酸碱性】属于碱性食物

热量
67.0
千焦/100克

调理痛风的食疗吃法

黄瓜多用凉拌，能较好地保留营养，还可与其他的蔬果一起榨汁食用，对痛风患者非常有利。吃黄瓜最好不要削皮去子，因为黄瓜皮中含有丰富的胡萝卜素，黄瓜子中含有大量的维生素E，营养价值很高。

对痛风的食疗功效

黄瓜是一种碱性食物，嘌呤含量较低，并含有丰富的维生素C、钾元素，有利于尿酸的排出，对防治痛风并发肾病非常有利。黄瓜中含有的丙醇二酸可抑制糖类转化为脂肪，有效降低胆固醇，适合痛风并发肥胖、糖尿病患者食用。

食用注意

黄瓜性凉，脾胃虚弱、胃寒、腹痛腹泻、肺寒咳嗽患者不宜食用。黄瓜尾部含有较多的苦味素，苦味素有抗癌的作用，所以不宜把黄瓜尾部全部丢掉。

宜
黄瓜＋土豆 → 促进尿酸排出
黄瓜＋鱿鱼 → 增强人体免疫力
黄瓜＋大蒜 → 排毒瘦身

忌
黄瓜＋西红柿 → 破坏维生素C
黄瓜＋花生 → 导致腹泻
黄瓜＋菠菜 → 降低营养价值

五彩黄瓜卷

原料

黄瓜300克，土豆丝、胡萝卜丝各200克，红椒丝、青椒丝各100克，圣女果1个，盐、醋、香油各适量

制作

1 黄瓜洗净切段，然后沿黄瓜皮往里削成连着的片。

2 把削好的黄瓜片层层包卷起来；圣女果洗净切半。

3 将除黄瓜以外的所有材料焯熟，加调料拌匀，再塞到黄瓜皮卷中，摆好盘。

4 青红椒丝、圣女果放盘中装饰即可。

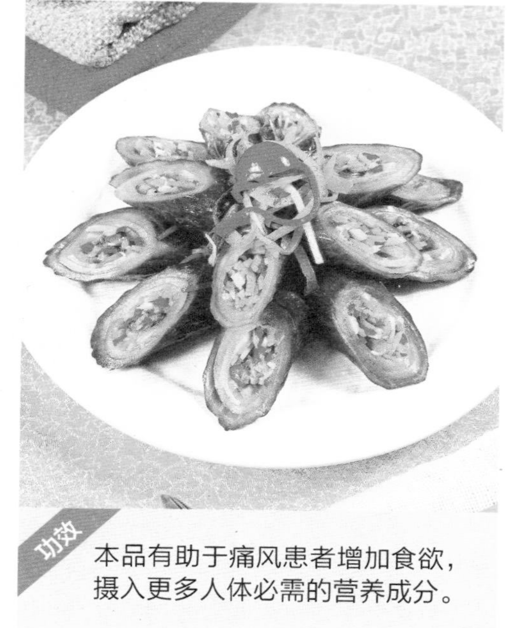

功效 本品有助于痛风患者增加食欲，摄入更多人体必需的营养成分。

功效 黄瓜能有效地促进机体的新陈代谢，适合痛风并发肥胖的患者。

拍黄瓜

原料

黄瓜300克，大蒜20克，辣椒油10毫升，盐3克，醋7毫升

制作

1 黄瓜洗净，用刀用力拍散后，切成小段。

2 大蒜去皮，用清水洗净，然后剁成碎蓉。

3 将切好的黄瓜段盛入大小合适的碗内。

4 向碗内依次加入辣椒油、盐、醋、蒜蓉，一起拌匀，即可食用。

冬瓜

【调理关键词】促进尿酸排泄

【酸碱性】属于碱性食物

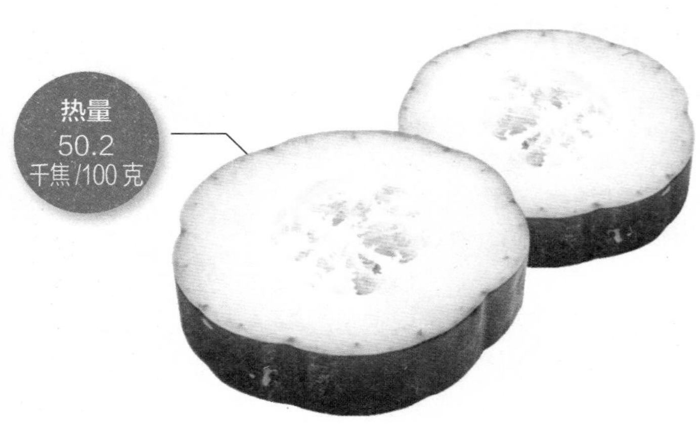

调理痛风的食疗吃法

冬瓜适宜煮汤、烧、扒、炒等，还可以做成蜜饯，但其糖分过高，痛风病并发糖尿病患者不宜食用。用冬瓜煮汤时最好带皮，冬瓜皮不但能清热利水消肿，还可降血压、降血糖，对痛风并发高血压、高脂血症非常有效。吃的时候把冬瓜皮挑出即可。

对痛风的食疗功效

冬瓜是名副其实的高钾低钠食品，嘌呤含量微乎其微。冬瓜所含的维生素C能促进尿酸排泄。此外，冬瓜本身几乎不含脂肪，热量低，肥胖的痛风患者可以长期食用，减肥的同时也可以缓解关节疼痛，还对痛风患者非常有益。

食用注意

冬瓜焯水的时间不宜过长，时间长则不爽脆，但是也不能完全是生的，生吃冬瓜对健康不利。冬瓜性寒，脾胃虚弱、肾脏虚寒、久病滑泄、阳虚肢冷患者不宜食用。

宜
- 冬瓜＋橙汁 → 改善吸收
- 冬瓜＋芦笋 → 降低血压
- 冬瓜＋鲫鱼 → 利水祛湿

忌
- 冬瓜＋醋 → 降低营养价值
- 冬瓜＋梨 → 不利身体健康
- 冬瓜＋蟹 → 导致皮肤瘙痒

冬瓜汤

原料

冬瓜适量，苦瓜少量，盐、食用油各适量

制作

1 将冬瓜去皮，洗净，去瓤，切成小块。
2 将苦瓜用清水洗净，去子，切成小块。
3 锅置火上，加适量清水，大火煮沸后放入冬瓜、苦瓜，然后加适量盐和油，继续转为小火慢慢煎煮成汤。
4 汤熟后盛出装入碗中，待温度适中，即可食用。

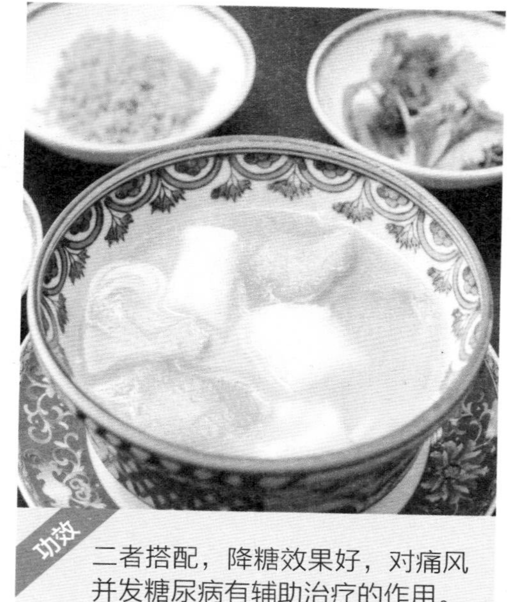

功效

二者搭配，降糖效果好，对痛风并发糖尿病有辅助治疗的作用。

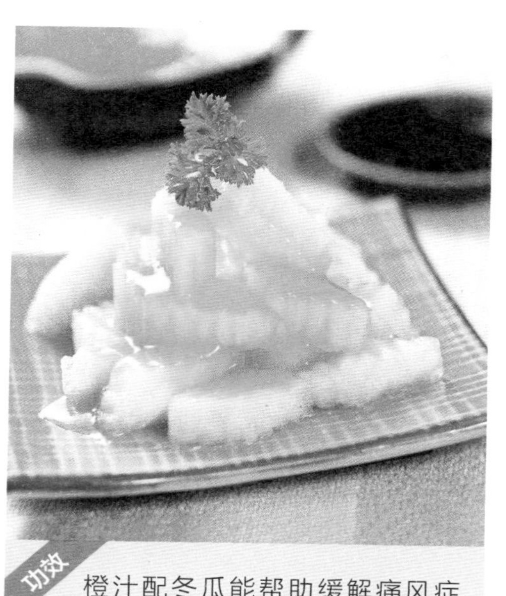

功效

橙汁配冬瓜能帮助缓解痛风症状，从而使药效加倍。

果味瓜排

原料

冬瓜500克，新鲜橙汁、白糖各适量

制作

1 将冬瓜洗净，去皮、瓤，切成长条形。
2 锅置火上，加入适量清水，大火煮沸，将切好的冬瓜条加入沸水中焯熟。
3 捞出，沥干水分后装盘，调入新鲜橙汁，静置腌渍 3 小时。
4 撒上适量白糖即可食用。

苦瓜

【调理关键词】植物胰岛素

【酸碱性】属于碱性食物

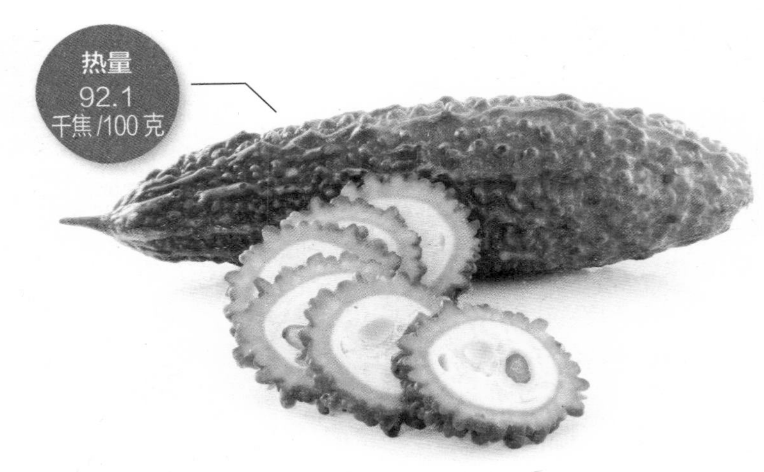

调理痛风的食疗吃法

苦瓜凉拌、炒食、做汤等都有很高的营养价值，与各种蔬菜或肉食搭配营养更互补。将切好的苦瓜放入开水中汆一下，或放在无油的热锅中干煸一会儿，或用盐腌一下，都可减轻它的苦味。

对痛风的食疗功效

苦瓜含有丰富的钾元素及维生素C，有"植物胰岛素"之称，属于低热量、低脂肪、低嘌呤的碱性食物。苦瓜中还含有一种类胰岛素的物质，有降糖、降脂的作用，对痛风并发糖尿病有辅助治疗的作用。

食用注意

苦瓜片焯一下再烹炒，加一点小苏打，既能降低苦味，还能保持苦瓜的翠绿。苦瓜味苦，过量食用易引起恶心、呕吐等，故体质虚寒者不宜多食。

宜

苦瓜＋鸡蛋 → 对牙齿有帮助
苦瓜＋猪肝 → 养肝明目
苦瓜＋椰子 → 降糖、降脂

忌

苦瓜＋豆腐 → 容易引起结石
苦瓜＋南瓜 → 破坏维生素C
苦瓜＋排骨 → 阻碍钙的吸收

素炒苦瓜

原料

苦瓜 1 根，切碎的椰子片适量，盐、食用油各适量

制作

1 将苦瓜用清水洗净，去两头，去子，切成条状。

2 炒锅置火上，烧热，加适量油，油烧热，把苦瓜条放入锅中，快速翻炒。

3 加适量盐调味，继续翻炒，炒熟即可。

4 装盘，在苦瓜上放一些椰子片作为装饰，即可食用。

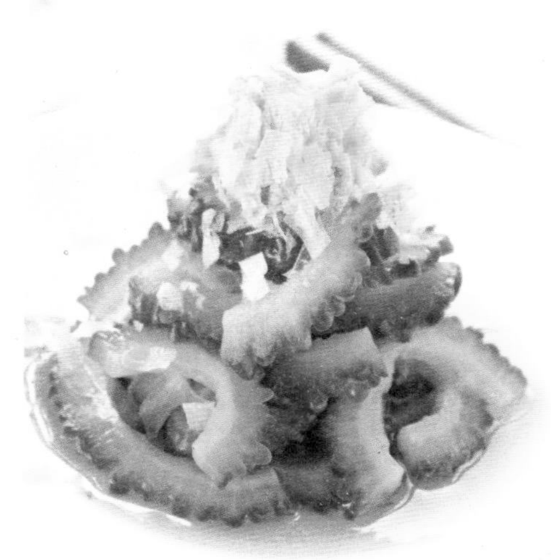

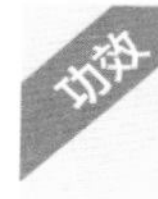

功效

素炒苦瓜有降糖、降脂的作用，适合痛风并发糖尿病患者经常食用。

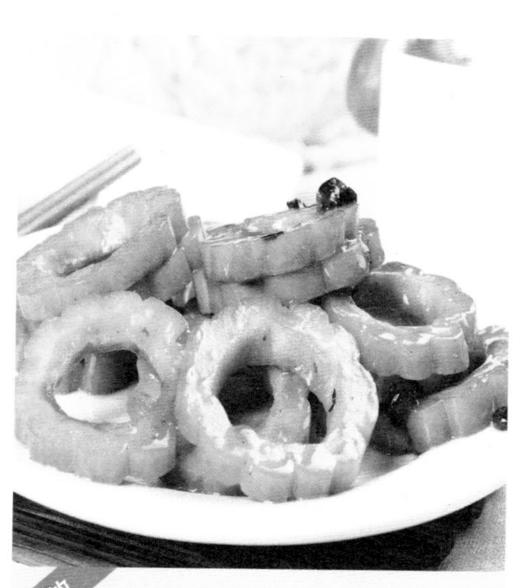

功效

豆豉与苦瓜搭配能改善苦瓜的口感，二者合力辅助体内尿酸排出。

豉汁苦瓜

原料

苦瓜 200 克，豆豉 10 克，蒜泥适量，白糖、酱油、食用油、盐、水淀粉各适量

制作

1 苦瓜洗净去两头，切成圆片，挖去子；豆豉剁碎。

2 炒锅置火上，烧热，加食用油，油烧热，放苦瓜片，炒至八成熟。

3 加适量水、酱油、豆豉、盐、白糖、蒜泥，拌匀。

4 大火烧至汤汁浓稠时用水淀粉勾芡即可。

丝瓜

【调理关键词】解毒通便、防治痛风

【酸碱性】属于碱性食物

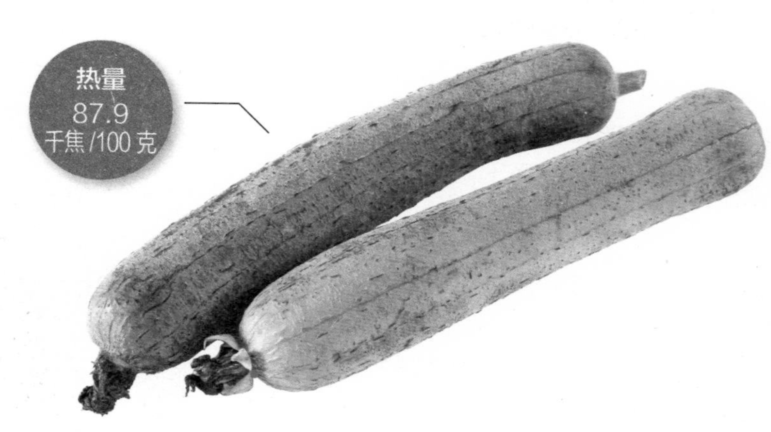

调理痛风的食疗吃法

丝瓜汁水丰盈，宜现切现做，多用炒食或炖汤，以免营养流失。丝瓜的味道鲜美清甜，烹煮时不宜加酱油和豆瓣酱等口味较重的酱料，以免抢味。

对痛风的食疗功效

丝瓜富含钙、磷、钾等矿物质及皂苷类物质，是低热量、低脂肪、低糖、低嘌呤食物，有助于尿酸盐的溶解，从而防止其沉淀。经常食用丝瓜，对痛风并发糖尿病、高血压病、心脏病有辅助治疗作用。

食用注意

丝瓜易发黑，容易被氧化。所以为减少发黑则要快切快炒，也可以在削皮后用水淘一下，用盐水过一过，或者是用开水焯一下。丝瓜性稍偏寒，所以体虚内寒、腹泻者不宜食用。

宜
- 丝瓜＋薏米 → 祛湿解毒
- 丝瓜＋毛豆 → 防治便秘
- 丝瓜＋鸡蛋 → 补充营养

忌
- 丝瓜＋泥鳅 → 易破坏维生素
- 丝瓜＋竹笋 → 降低营养价值
- 丝瓜＋雪糕 → 引起腹泻

丝瓜薏米粥

原料

丝瓜 1 根，薏米 20 克，大米 100 克，盐 2 克，水淀粉 10 毫升，胡椒粉少许

制作

1 将大米和薏米分别放入清水中，泡发后洗净；丝瓜去皮，洗净，切成块。

2 锅置火上，注入清水，放入大米和薏米，用大火煮至米粒绽开。

3 再改用小火煮至粥成，加入丝瓜块，拌匀，小火煮至丝瓜熟。

4 调入盐、胡椒粉，拌匀，用水淀粉勾芡；盛出装入碗中即可。

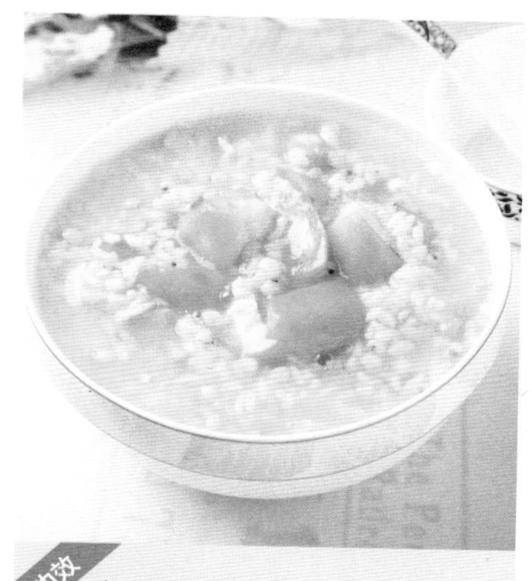

功效 本品能够帮助痛风患者维持体内酸碱平衡，减轻病痛。

功效 丝瓜与肉末、面条搭配，营养互补，适合营养不良、体虚的痛风患者。

丝瓜肉末炒刀削面

原料

刀削面 200 克，丝瓜 150 克，肉末 50 克，盐、鸡粉各 2 克，料酒 3 毫升，生抽 5 毫升，食用油、葱花各适量

制作

1 丝瓜去皮切块，锅中注水烧开，放刀削面、食用油，煮至面条熟软。

2 捞出刀削面，过一下凉开水，装碗待用。用油起锅，倒入肉末，炒至变色，加入料酒、生抽。

3 倒入丝瓜、刀削面，炒匀。

4 加盐、鸡粉，炒至入味，盛出后撒上葱花即可。

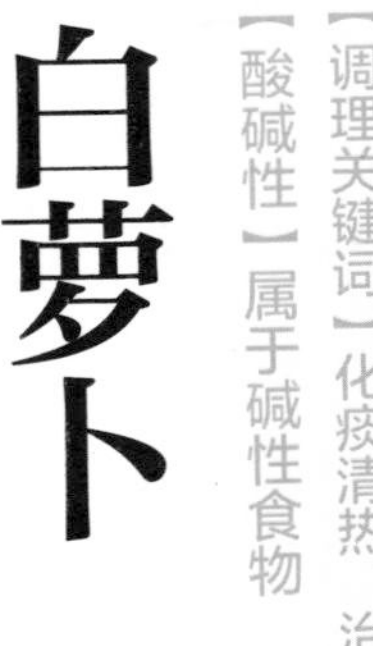

白萝卜

【调理关键词】化痰清热、治疗痛风

【酸碱性】属于碱性食物

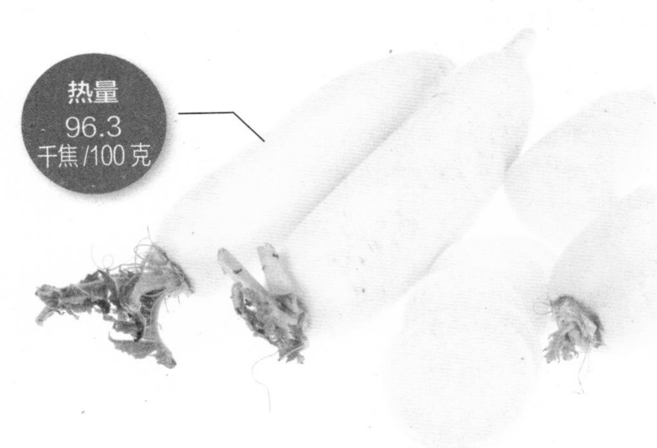

调理痛风的食疗吃法

白萝卜吃法多样，可炒，也可生吃，可腌、酱、拌、炝、煮、蒸，做馅、做汤等。缺钙的人在吃白萝卜时最好不要削皮，因为钙在白萝卜皮中含量最多。

对痛风的食疗功效

白萝卜不但是碱性食物，而且热量低、嘌呤含量低，富含钾元素、维生素及水分。白萝卜所含的锌、钙元素都具有稳定血糖、防治骨质疏松的作用。经常食用白萝卜，有辅助治疗痛风并发糖尿病、肥胖症、高血压病的作用。

食用注意

白萝卜凉拌时有点辣，烹饪前用沸水略焯可消除一些辣味。白萝卜性寒凉而利肠，阴盛偏寒体质者、脾胃虚寒者、胃及十二指肠溃疡者、慢性胃炎者和先兆流产、子宫脱垂者不宜食用。

宜
白萝卜＋豆腐 → 促吸收
白萝卜＋猪肉 → 消食、通便
白萝卜＋排骨 → 补充营养

忌
白萝卜＋橘子 → 对身体不利
白萝卜＋黄芪 → 降低营养价值
白萝卜＋人参 → 降低营养价值

酸辣萝卜丝

原料

白萝卜 300 克，蒜、葱各 5 克，盐 3 克，食用油、红油各 10 毫升，辣椒粉 3 克

制作

1 白萝卜去皮后洗净，切成细丝，盛入盘内；葱洗净切花；蒜洗净切成片状。

2 白萝卜丝加盐腌5分钟，挤去水分。

3 锅中加食用油烧热，下葱花、蒜片炝锅。

4 放入白萝卜丝、盐、红油、辣椒粉炒匀即可。

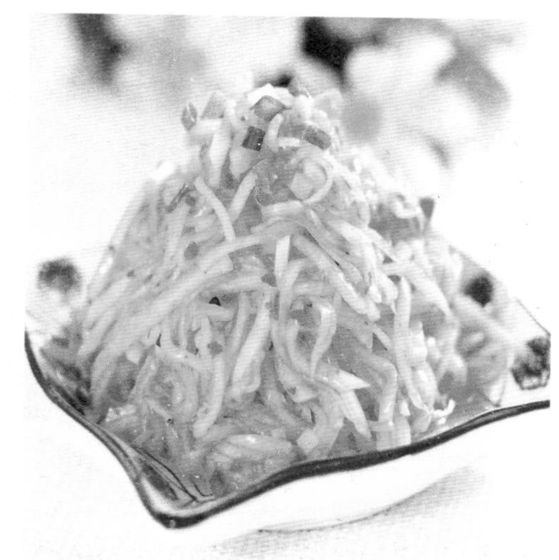

功效 本品能提高痛风患者的抗病能力，对减轻病痛有一定辅助作用。

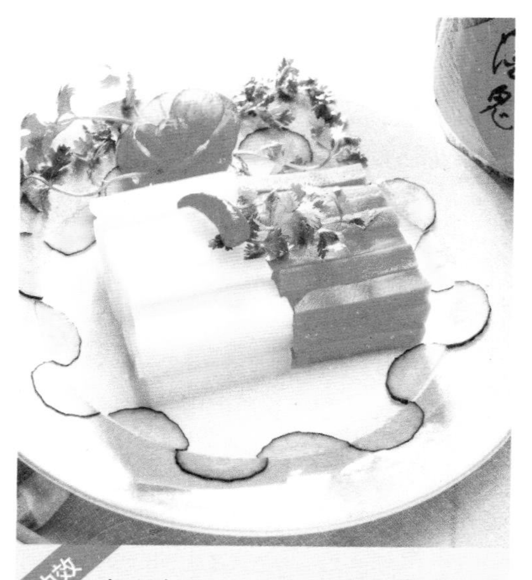

功效 食用本品，可以辅助治疗痛风并发糖尿病、肥胖症等。

泡白萝卜

原料

白萝卜 300 克，胡萝卜 300 克，姜、蒜各 10 克，红椒 20 克，盐、白醋、白砂糖各适量

制作

1 将白萝卜、胡萝卜洗净去皮，切条；姜洗净切片，蒜去皮切粒，红椒去蒂洗净。

2 将切好的萝卜条放入碗中，加入姜片、蒜粒，调入盐、白醋、白砂糖拌匀。

3 将调好味的萝卜条和红椒放入钵内，加入凉开水至盖过萝卜条，密封腌渍 2 天即可。

胡萝卜

【调理关键词】下气补中、防治痛风

【酸碱性】属于碱性食物

热量 163.2 千焦/100克

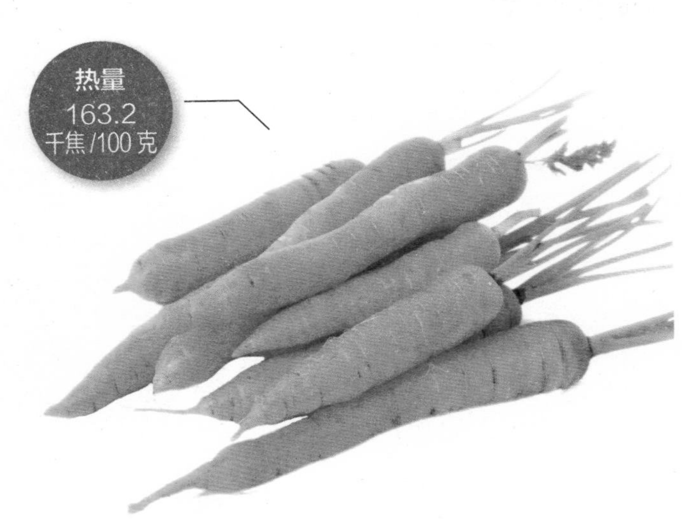

调理痛风的食疗吃法

胡萝卜的营养价值很高，适合凉拌、小炒、煲汤、煮粥。但是，胡萝卜中所含的胡萝卜素是一种脂溶性物质，消化吸收率极差，可用食用油烹制提高吸收率。

对痛风的食疗功效

胡萝卜含有丰富的琥珀酸钾、胡萝卜素、膳食纤维、维生素等营养成分，能降低血脂、血糖，促进尿酸排泄，对防治痛风并发糖尿病、高血压有一定辅助的作用。

食用注意

胡萝卜性偏凉，脾胃虚寒者不宜食用。胡萝卜不宜做下酒菜，因为酒与胡萝卜素能在肝脏内产生毒素。空腹时不宜食用胡萝卜，以免引起胃部不适。胡萝卜食用过多会使皮肤变黄。

宜
- 胡萝卜+小米 → 增强免疫力
- 胡萝卜+菠菜 → 保护视力
- 胡萝卜+豆角 → 补充维生素

忌
- 胡萝卜+橘子 → 破坏维生素C
- 胡萝卜+山药 → 降低营养价值
- 胡萝卜+酒 → 对身体不利

胡萝卜蔬菜汤

原料

胡萝卜1根，甜椒、土豆各1个，豆腐、豆角、豌豆、香菜各少许，盐适量

制作

1 将胡萝卜去皮，切成块；土豆去皮，切块；甜椒去蒂，切圈；豆腐洗净，切小块；豆角洗净，切段；豌豆洗净。

2 锅置火上，将胡萝卜、土豆、豆腐、豌豆先放锅中，加水，大火煮沸。

3 再加上甜椒和豆角，转为小火，煮至成汤。

4 加盐调味，盛出后撒上香菜即可。

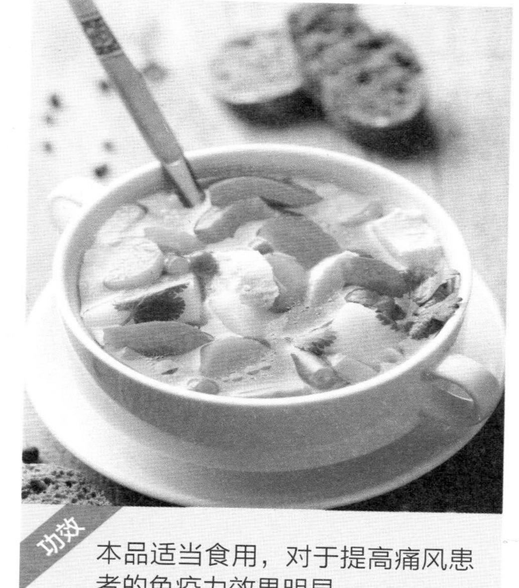

功效 本品适当食用，对于提高痛风患者的免疫力效果明显。

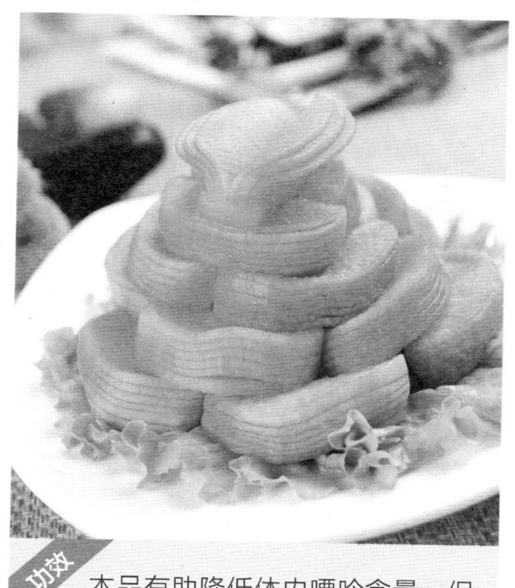

功效 本品有助降低体内嘌呤含量，促进尿酸排出，适合痛风患者食用。

酱香胡萝卜

原料

胡萝卜200克，盐3克，醋6毫升，酱油适量

制作

1 胡萝卜洗净，切片；将盐、醋、酱油调制成酱汁备用。

2 锅内注水烧沸，放入胡萝卜焯熟，捞起沥干。

3 用调好的酱汁腌渍胡萝卜片20分钟，捞出装盘即可。

西红柿

【调理关键词】降压利尿的良方

【酸碱性】属于碱性食物

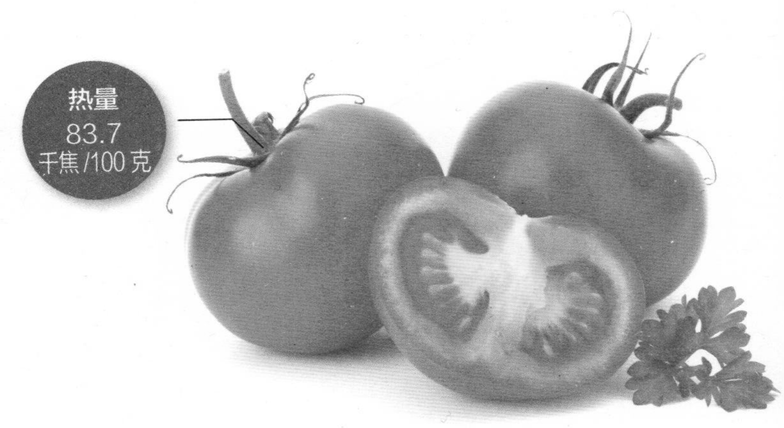

调理痛风的食疗吃法

西红柿美味且吃法多样，既能当水果，也能做蔬菜。西红柿可生吃、凉拌、煮汤，痛风患者可根据个人爱好习惯，选择喜欢的烹饪方式。

对痛风的食疗功效

西红柿富含维生素A、B族维生素、维生素C及钙、镁、钾等矿物质，有利尿、降血压、促进尿酸的排泄的作用，还可有效降低体内胆固醇含量，预防动脉粥样硬化和冠心病，对痛风并发糖尿病、高血压病有一定的辅助治疗作用。

食用注意

把开水浇在西红柿上，或者把西红柿放入开水里焯一下，西红柿皮就能很容易被剥掉了。为了在切西红柿的时候不浪费太多的汁液，可以提前将西红柿放入冰箱中稍冻一下。西红柿性凉，急性肠炎、菌痢者及溃疡活动期病人不宜食用。

宜
- 西红柿＋奶油 → 营养互补
- 西红柿＋鸡蛋 → 抗衰防老
- 西红柿＋牛奶 → 美容养颜

忌
- 西红柿＋南瓜 → 降低营养
- 西红柿＋红薯 → 引起腹痛腹泻
- 西红柿＋虾 → 产生毒素

奶油西红柿

原料

西红柿250克，鲜牛奶100毫升，豌豆50克，白糖3克，盐3克，香油、淀粉各适量

制作

1 西红柿洗净去皮，每个切成6块；豌豆洗净。

2 用鲜牛奶、白糖、盐、香油、淀粉调成稍稠的汁。

3 锅中加水烧开，把西红柿、豌豆倒入锅内煮片刻。

4 用调好的汁勾芡，待汤汁略浓即可出锅。

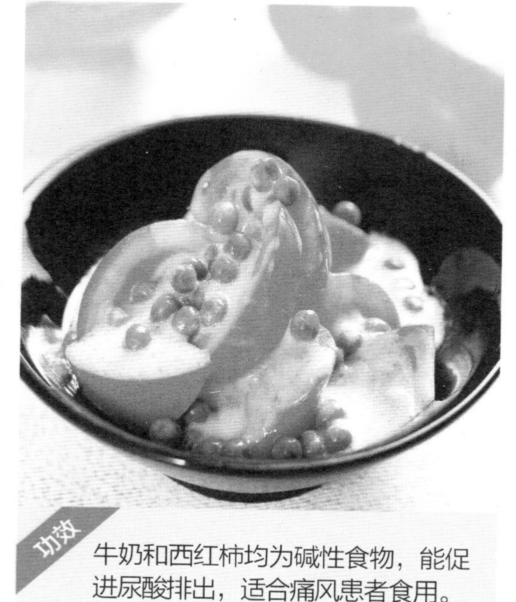

功效 牛奶和西红柿均为碱性食物，能促进尿酸排出，适合痛风患者食用。

功效 本品能促进尿酸的排泄，可辅助缓解痛风症状。

蜂蜜西红柿

原料

西红柿1个，蜂蜜适量

制作

1 西红柿用清水洗净，用刀在表面轻划，将西红柿分切成几等份，但不切断。

2 锅置火上，倒入适量清水烧开，将西红柿入沸水中稍烫后，捞出沥干，装盘。

3 将适量的沸水冷至60℃以下，然后加入蜂蜜搅拌均匀。

4 调好的蜜汁淋在西红柿上即可食用。

茄子

【调理关键词】利尿止痛

【酸碱性】属于碱性食物

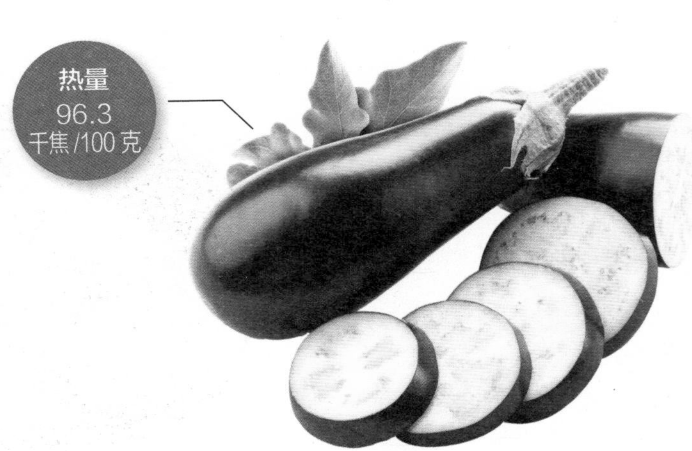

调理痛风的食疗吃法

茄子适用于痛风症、便秘、痔疮患者。先将200克茄子洗净，切成小块，锅置火上，加油烧热至七成热，倒入茄子块后不断煸炒至熟，再加少许盐调味即可。

对痛风的食疗功效

茄子含丰富的维生素P，这种物质能增强人体细胞间的黏着力，增强毛细血管的弹性，减低毛细血管的脆性及渗透性，防止微血管破裂出血，使心血管保持正常的功能，对预防痛风并发心脏病有积极的作用。

食用注意

茄子切成块或片后，由于氧化作用会很快由白变褐。如果将切成块的茄子立即放入水中浸泡起来，待做菜时捞起沥干，就可避免茄子变色。

宜

茄子＋大蒜 → 开胃健脾

茄子＋泡椒 → 降低胆固醇

茄子＋瘦肉 → 抗衰老

忌

茄子＋蟹 → 伤肠胃

茄子＋墨鱼 → 引起霍乱

茄子＋冰淇淋 → 易引起腹痛

蒜香茄子

原料

茄子 300 克，蒜少许，葱 1 根，姜 1 小块，白糖 20 克，豆瓣酱 20 克，料酒 10 毫升，盐 5 克，食用油适量

制作

1 茄子切块，放水中浸泡 10 分钟，捞出沥干。

2 葱洗净斜切成丝；姜洗净切片；蒜洗净切片。

3 热锅烧油，倒入蒜片炒香，再下茄块炒成金黄色。

4 下入豆瓣酱和其他调味料，炒匀即可。

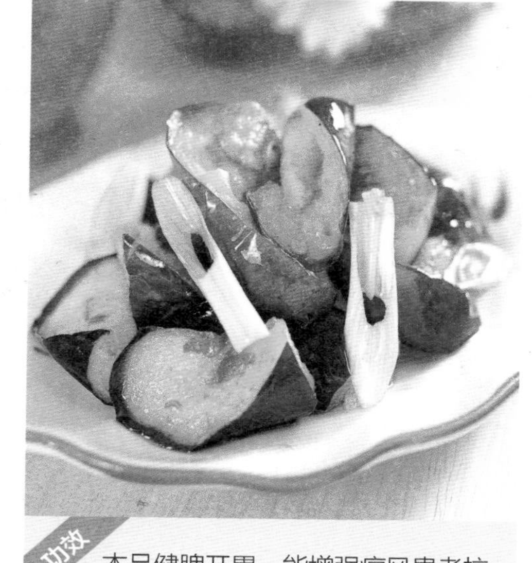

功效

本品健脾开胃，能增强痛风患者抗病能力，适合痛风间歇期食用。

功效

茄子使血液中胆固醇不增高，对痛风伴心血管疾病者能起到缓解作用。

鱼香茄子

原料

茄子300克，泡红椒20克，葱末、姜末、蒜末各适量，盐、白糖各3克，料酒、水淀粉、醋、食用油各适量

制作

1 茄子用水洗净，去皮，切成粗条。

2 锅置火上，放入适量食用油，烧热后，茄子下油锅中炸至八成熟。

3 下泡红椒煸香，加入料酒。

4 下姜末、蒜末炒匀，调入白糖、盐、醋、葱末炒匀，用水淀粉勾芡即可。

山药

【调理关键词】促进尿酸排出

【酸碱性】属于碱性食物

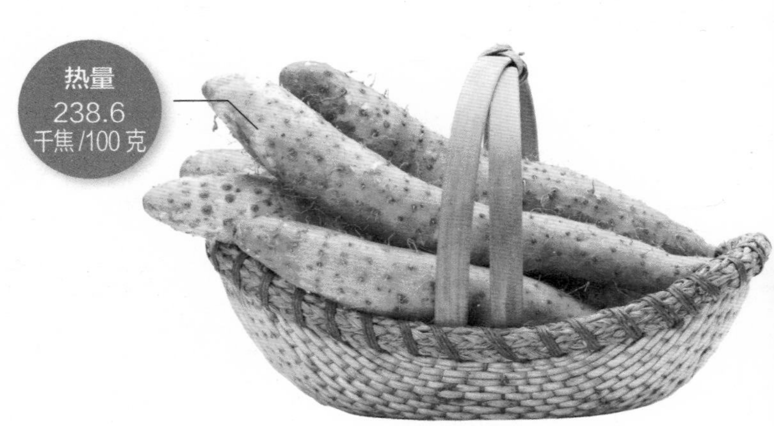

调理痛风的食疗吃法

山药营养丰富，吃法上也比较多，可用蒸、炸、炖、炒，做成泥、山药粉和小点心均可。痛风患者可以根据自己的喜好和习惯选择合适的吃法。

对痛风的食疗功效

山药是嘌呤含量低，富含钾元素的碱性食物，而且它含有丰富的淀粉、胆碱、黏液质等成分，能预防心血管系统的脂肪沉积，预防血管粥样硬化过早发生，减少皮下脂肪沉积，适合有肥胖症和心血管疾病的痛风人士食用。

食用注意

烹饪山药前需将皮去掉，在给山药去皮时必须带上手套，以免引起皮肤过敏。烹饪山药时最好不用铜器。山药有收敛作用，便秘者不宜食用。

宜

山药＋面粉 → 降三高
山药＋鸡肉 → 补充营养
山药＋羊肉 → 补脾健胃

忌

山药＋鲫鱼 → 不利于营养吸收
山药＋黄瓜 → 降低营养价值

松花蛋炒山药

原料

山药350克，松花蛋1个，姜末、葱花各5克，红椒丝适量，盐3克，色拉油适量

制作

1 山药去皮洗净切丁，蒸熟。

2 松花蛋去壳切丁。

3 炒锅置火上，倒入色拉油烧热，用葱花、姜末炝锅，再加入山药丁、松花蛋丁、红椒丝、盐翻炒均匀，盛出盘中即可。

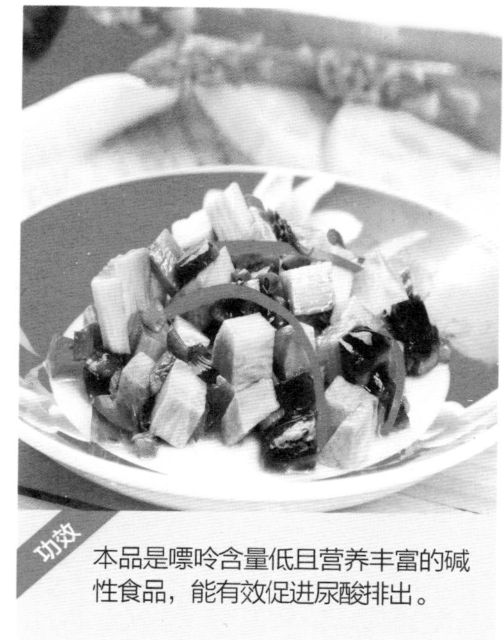

功效 本品是嘌呤含量低且营养丰富的碱性食品，能有效促进尿酸排出。

山药炖鸡腿

原料

山药250克，胡萝卜100克，鸡腿1只，盐4克

制作

1 山药、胡萝卜均洗净，削皮，切成块状。

2 鸡腿剁块，放入沸水中汆烫，捞起冲净。

3 鸡肉、胡萝卜先下锅，加入适量清水，大火煮开后继续转小火慢炖 15 分钟。

4 续下山药煮沸，加盐调味即成。

功效 本品有助于帮助痛风患者补充人体所需的营养，适量食用能缓解病症。

红薯

【调理关键词】控制体重、防治痛风

【酸碱性】属于碱性食物

热量
427.0
千焦/100克

调理痛风的食疗吃法

红薯适合蒸、煮、烤、做红薯干或加工成粉条食用。带有黑斑的烂红薯不能吃，以免中毒。红薯和米、面搭配食用，可以起到蛋白质互补的作用，有利于痛风患者的营养补充。

对痛风的食疗功效

红薯含有膳食纤维、钾元素、果胶及丰富的维生素C，能够降低血脂，增加饱腹感，同时有助于维持人体电解质平衡，促进尿酸的排泄，对防治痛风并发肥胖症有一定的辅助疗效。

食用注意

红薯营养丰富，一般人群均适宜食用。红薯含一种氧化酶，会在胃肠道里产生大量二氧化碳气体，且含糖量高。因此，胃及十二指肠溃疡及胃酸过多的患者不宜食用。

宜

红薯＋生姜 → 降低胆固醇

红薯＋大米 → 保护胃黏膜

红薯＋面粉 → 营养互补

忌

红薯＋柿子 → 导致肠胃出血

红薯＋鸡蛋 → 不消化、腹胀

红薯＋西红柿 → 会得结石

红薯胡萝卜丁

原料

胡萝卜 1 根，红薯 1 个，甜椒适量，食用油、盐各适量

制作

1 将胡萝卜洗净，去皮，切成丁；红薯洗净，去皮，切成丁；甜椒洗净，去子，切成条状。

2 将胡萝卜和红薯放进锅中蒸熟后，放进碗中。

3 锅置火上，倒入少许油，将甜椒炒熟。

4 把胡萝卜和红薯、甜椒混合，加上盐，搅拌均匀即可食用。

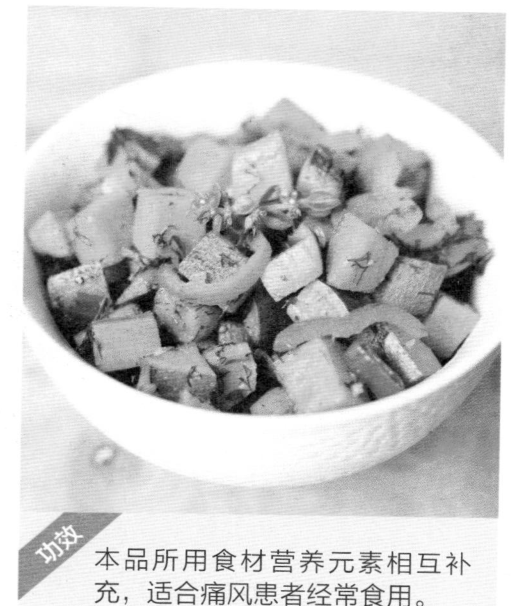

功效 本品所用食材营养元素相互补充，适合痛风患者经常食用。

功效 本品能促进尿酸的排泄，经常食用对痛风患者非常有益。

姜丝红薯

原料

红薯300克，姜适量，水淀粉10毫升，酱油3毫升，盐2克，食用油适量

制作

1 将红薯洗净，去皮，切成块；姜洗净，切成丝。

2 锅中注入油烧热，红薯块投入油锅，炸至金黄色捞出沥油。

3 锅留底油，先放姜丝炝锅，再将红薯倒进锅内。

4 加适量清水，调入酱油、盐、焖至红薯入味，用水淀粉勾芡即可。

芋头

【调理关键词】通便解毒，排尿酸

【酸碱性】属于碱性食物

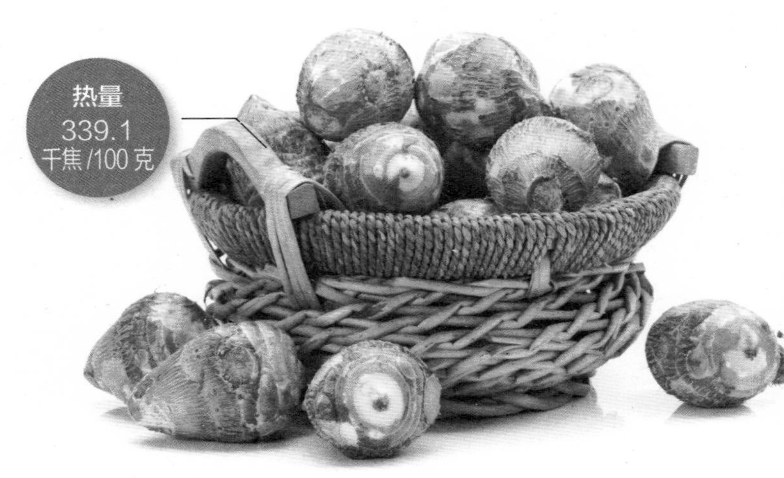

调理痛风的食疗吃法

芋头的营养比较丰富，热量低，适合痛风患者多吃。芋头的吃法有很多，蒸、煮、炒，做成泥、粉和小点心均可，且营养价值都能很好地保存。

对痛风的食疗功效

芋头含有丰富的钾元素及膳食纤维，是一种低热量、低嘌呤的碱性食物。经常食用能预防血尿酸值升高，防止尿酸性结石的产生。芋头含钾元素丰富，能保护血管，增加尿酸的排出量，也有助于平稳血压。

食用注意

在给芋头削皮时一定要戴上手套，以免其黏液中所含的成分对皮肤有刺激作用。芋头食时必须熟透，否则味苦且会刺激嗓子发痒。芋头性平、味甘、辛，有小毒，不适宜肾衰竭患者食用。

宜

芋头+南瓜 → 降低尿酸含量

芋头+牛肉 → 防治食欲不振

芋头+鲫鱼 → 治疗脾胃虚弱

忌

芋头+香蕉 → 胃胀胃痛

芋头+柿子 → 刺激嗓子

芋头+墨鱼 → 降低营养

香芋南瓜煲

原料

香芋200克，南瓜200克，蒜5克，盐3克，食用油适量

制作

1 南瓜、香芋均去皮洗净切块；蒜去皮、洗净。

2 锅注油烧热，放入香芋、南瓜炸至金黄色，捞出沥油。

3 锅中加水，加入蒜粒，调入盐，水沸后，向锅中加入准备好的南瓜块和香芋块。

4 煮至香芋、南瓜软熟时，出锅装盘即可。

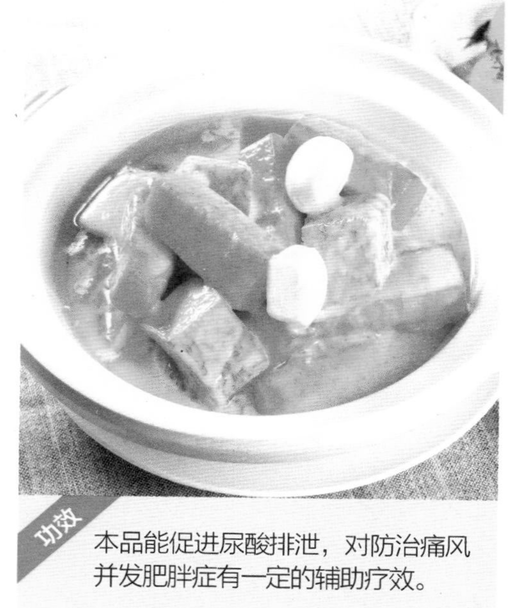

功效 本品能促进尿酸排泄，对防治痛风并发肥胖症有一定的辅助疗效。

芋头汤

原料

芋头260克，葱花少许，料酒4毫升，生抽3毫升，胡椒粉、盐各适量

制作

1 芋头去皮，洗净，切成条，用斜刀切成菱形块，备用。

2 砂锅中注水烧开，倒入芋头，盖上锅盖，煮约30分钟至其变软。

3 揭开锅盖，加入适量盐、料酒、生抽、胡椒粉，拌匀，至食材入味。

4 将煮好的汤料盛出，装入碗中，撒上葱花，待温度适中时食用。

功效 芋头嘌呤含量低，痛风患者适当食用，能有效促进尿酸排出。

土豆

【调理关键词】低嘌呤、高钾

【酸碱性】属于碱性食物

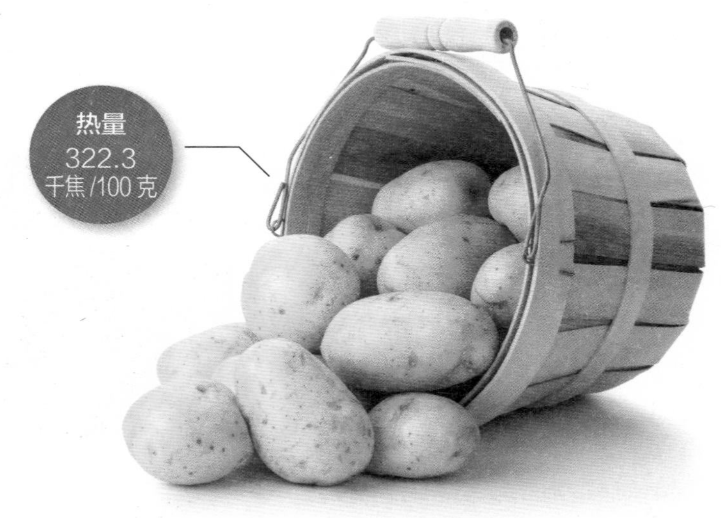

调理痛风的食疗吃法

土豆的吃法多样，既可以做蔬菜，也可以当主食。烹饪土豆时，土豆切好，冲洗完之后要晾干，再放到锅里炒，这样它就不会粘在锅底了。煮土豆时，先在水里加几滴醋，土豆的颜色就不会变黑。

对痛风的食疗功效

土豆属于低热量、高蛋白的碱性食物，含有丰富的维生素C和钾元素，有利尿的作用，而且土豆营养丰富，加之其嘌呤含量非常低，痛风患者经常食用，有益于缓解症状。

食用注意

切好的土豆丝不能长时间浸泡，以免造成水溶性维生素的流失。最好不要吃太多的油炸土豆。土豆含淀粉多糖较多，因此糖尿病、腹胀者不宜过多食用。

宜

土豆+辣椒 → 促进代谢

土豆+豆角 → 除烦润燥

土豆+鸡肉 → 补充营养

忌

土豆+番茄 → 消化不良

土豆+石榴 → 引起中毒

土豆+香蕉 → 引起面部生斑

烤土豆

原料

小土豆适量，盐、植物油各适量

制作

1　挑选出合适大小的小土豆，将小土豆洗净，沥干。

2　烤炉生火，待火烧旺时，把土豆放上去烤。

3　一边用刷子在土豆表皮层刷上一层植物油，一边翻转，注意不要使土豆烤煳。

4　快烤熟时，均匀地加上少许盐调味，然后继续烤至土豆呈金黄色即可。

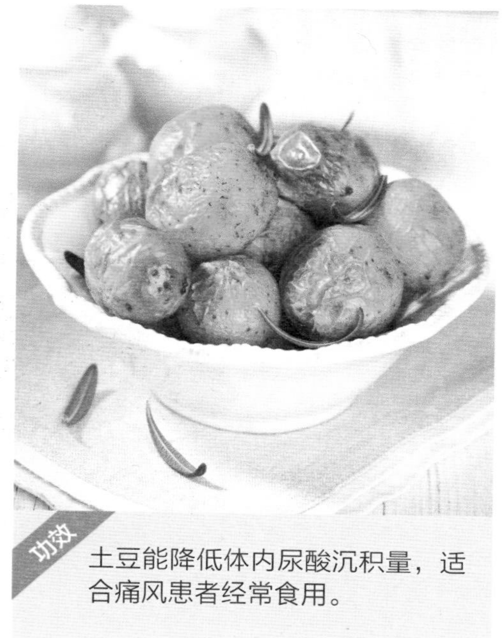

功效　土豆能降低体内尿酸沉积量，适合痛风患者经常食用。

椒盐土豆丝

原料

土豆2个，葱10克，椒盐5克，色拉油适量

制作

1　土豆去皮洗净，切丝，漂水捞出，沥干待用。

2　葱去顶头，择去枯叶，洗净，切段。

3　炒锅置火上，烧热，倒入适量的色拉油烧至七八成热，将土豆丝倒入锅中翻炒。

4　炒至土豆丝变色，撒上椒盐、葱段，翻炒，炒匀后出锅装盘即成。

功效　本品有助于尿酸排出体外，适当食用可有效缓解痛风病症。

黑木耳

【调理关键词】清胃、涤肠、排尿酸

【酸碱性】属于碱性食物

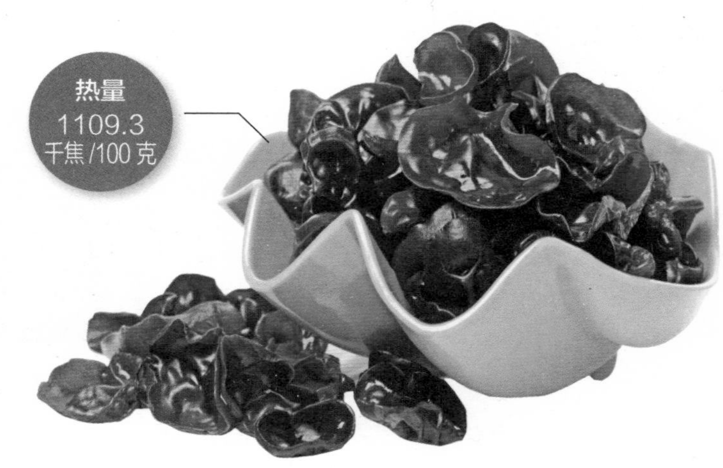

调理痛风的食疗吃法

黑木耳吃法多样，木耳常做辅料，可凉拌、炒食、做汤。痛风患者可根据自己的喜好烹饪。干木耳需要泡发后使用，可将干木耳放入温水中，加点盐，浸泡半小时，这样可以让木耳快速变软。

对痛风的食疗功效

黑木耳中的胶质有清胃涤肠的作用，对胆结石、肾结石等内源性异物也有显著的代谢功能。黑木耳还含有丰富的糖类、膳食纤维、钾元素及各种维生素，可降低血脂，促进尿酸排泄，对缓解痛风症状有辅助作用。

食用注意

鲜木耳含有一种卟啉的光感物质，人食用后经过太阳照射可引起皮肤瘙痒、水肿、严重的可致皮肤坏死。黑木耳有活血抗凝的作用，出血性疾病患者、孕妇和慢性肠炎患者不宜多食用。

宜
黑木耳＋芹菜 → 降血压
黑木耳＋小葱 → 健脾开胃
黑木耳＋银耳 → 增强免疫力

忌
黑木耳＋野鸡 → 消化不良
黑木耳＋田螺 → 不利于消化
黑木耳＋茶 → 不利于吸收

白菜木耳炒肉丝

原料

白菜80克，水发木耳60克，猪瘦肉100克，红椒10克，姜片、蒜末、葱段各少许，盐、生抽、料酒、水淀粉、白糖、鸡粉、食用油各适量

制作

1 白菜洗净，切丝；木耳洗净，切块；红椒洗净，切条；猪瘦肉切丝，加盐、生抽、料酒、水淀粉腌渍。

2 用油起锅，倒入肉丝、姜末、蒜末、葱段、红椒，炒匀，淋上料酒。

3 倒入木耳、白菜，炒匀，加入盐、白糖、鸡粉、水淀粉拌匀即可。

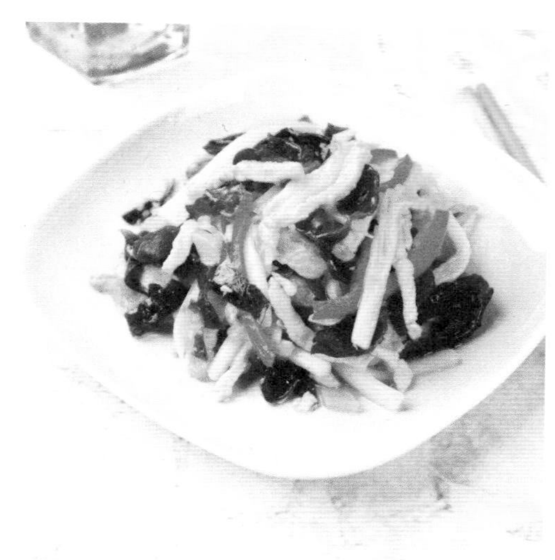

功效 黑木耳与纤维素含量高的白菜搭配食用，对痛风患者非常有益。

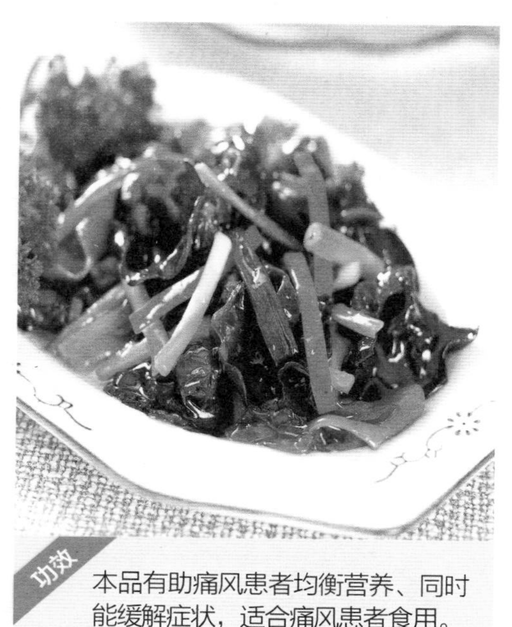

功效 本品有助痛风患者均衡营养、同时能缓解症状，适合痛风患者食用。

小葱黑木耳

原料

黑木耳20克，小葱20克，红椒1个，盐3克，食用油适量

制作

1 将木耳放入盆中，倒入适量清水，待木耳泡发后，去蒂，洗净，沥干。

2 小葱洗净，切成段；红椒洗净，切成丝。

3 黑木耳放入开水中略焯一下，捞出沥干。

4 锅中下油，爆香葱段、红椒，下入木耳及盐，翻炒均匀即可。

西蓝花

【调理关键词】改变酸性体质

【酸碱性】属于碱性食物

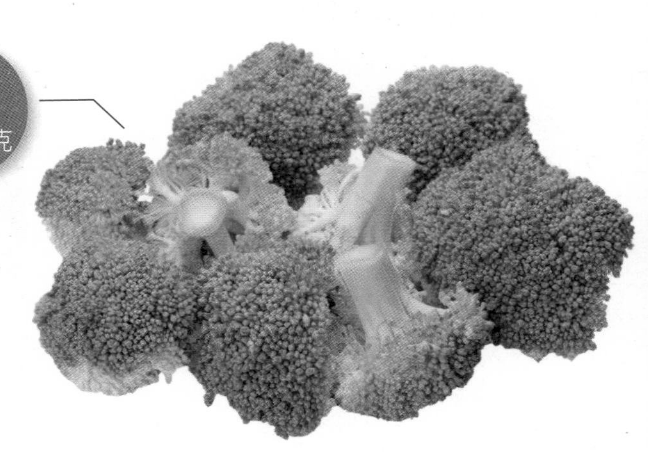

调理痛风的食疗吃法

西蓝花口感爽脆，味道鲜美，凉拌、小炒皆宜，但是不宜煮得过软，以免丢失营养成分。洗西蓝花时最好放点盐浸泡片刻，以去除残留农药。西蓝花含有一定量的嘌呤，应限量食用。

对痛风的食疗功效

西蓝花含有丰富的钙、镁、钾等矿物质和膳食纤维，能有效地改变酸性体质，促进体内废物及尿酸排出体外，从而缓解痛风症状。西蓝花中还含有丰富的铬元素，可改善糖尿病患者的糖耐量，有助于调节血糖，适宜痛风并发糖尿病患者食用。

食用注意

西蓝花烧煮时间不宜过长，以免破坏其所含的防癌抗癌营养成分。最好不要吃隔夜的熟西蓝花，以免影响健康。西蓝花性偏凉，尿路结石者不宜食用。

宜
西蓝花＋西红柿 → 防癌抗癌
西蓝花＋枸杞 → 有利于营养吸收
西蓝花＋苹果 → 开胃健脾

忌
西蓝花＋牛奶 → 影响钙质吸收
西蓝花＋虾 → 产生不良反应
西蓝花＋韭菜 → 破坏营养

西蓝花炒胡萝卜

原料

西蓝花 1 棵，胡萝卜 1 根，四季豆适量，盐、食用油各适量

制作

1 将西蓝花放入盆中，倒入适量清水，盆中再放入少许盐，待西蓝花浸泡片刻后，捞出，洗净，沥干，切成小块。

2 胡萝卜洗净，去皮，切丁；四季豆洗净，切段。

3 起油锅，放入西蓝花、四季豆和胡萝卜丁，快速翻炒。

4 加盐调味，翻炒，炒熟装盘即可。

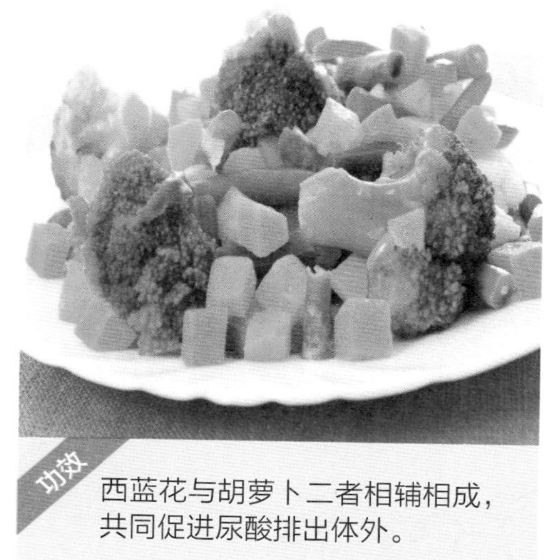

功效 西蓝花与胡萝卜二者相辅相成，共同促进尿酸排出体外。

西蓝花玉米浓汤

原料

西蓝花 100 克，玉米粒 20 克，高汤适量，盐、淀粉各适量

制作

1 将西蓝花洗净，切成小块，备用。砂锅中注入适量清水烧沸，倒入西蓝花稍焯一下。

2 锅置火上，加入水、西蓝花、玉米粒，盖盖，小火煮约 30 分钟，揭盖，加入淀粉、高汤，搅拌均匀。

3 盖上盖，煮约 5 分钟，揭盖，加适量盐，拌匀。

4 盛出煮好的汤料放入汤碗中即成。

功效 西蓝花搭配对心血管有益的玉米，适合痛风并发心血管患者食用。

竹笋

【调理关键词】利尿通便，除烦

【酸碱性】属碱性食物

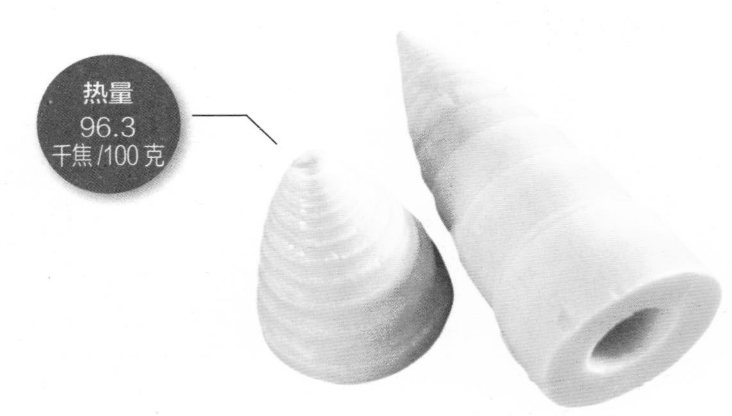

调理痛风的食疗吃法

竹笋低脂肪、低淀粉，适合肥胖痛风患者少量食用。竹笋食用前，需用沸水焯一下，以去除其中所含的草酸。靠近笋尖的地方宜顺切，下部宜横切，这样烹制易烂熟而且更易入味。

对痛风的食疗功效

竹笋是一种呈碱性、钾含量较丰富的食材，有助于尿酸盐的溶解和排泄。竹笋所含的膳食纤维能平稳血压，降低血脂，防治痛风并发高血压、高脂血症症。但竹笋含有一定量的嘌呤，痛风患者需限量食用。

食用注意

竹笋用温水煮好后熄火盛出，自然冷却，再用水冲洗，可去除涩味。竹笋中含草酸，会影响人体对钙的吸收，故儿童不宜多食，过敏者应忌食。

宜

竹笋＋黄瓜 → 补肾利尿
竹笋＋枸杞 → 治疗喉咙痛
竹笋＋木耳 → 可养心润肺

忌

竹笋＋红糖 → 对身体不利
竹笋＋羊肉 → 导致腹泻
竹笋＋豆腐 → 易形成结石

竹笋拌黄瓜

原料

嫩黄瓜 2 根，竹笋 50 克，黑木耳 30 克，红甜椒 1 个，姜末、蒜末各少许，豆瓣酱、白糖、香油各适量，醋 5 毫升，盐 3 克

制作

1 嫩黄瓜洗净，用刀拍松，切条状。

2 竹笋洗净切片，炒熟；黑木耳泡发，洗净撕朵，焯熟；红甜椒洗净切片；将豆瓣酱、白糖、香油、醋、盐、姜末、蒜末拌匀制成味汁。

3 将竹笋、红甜椒、黄瓜、木耳盛入盘中，淋味汁拌匀即可。

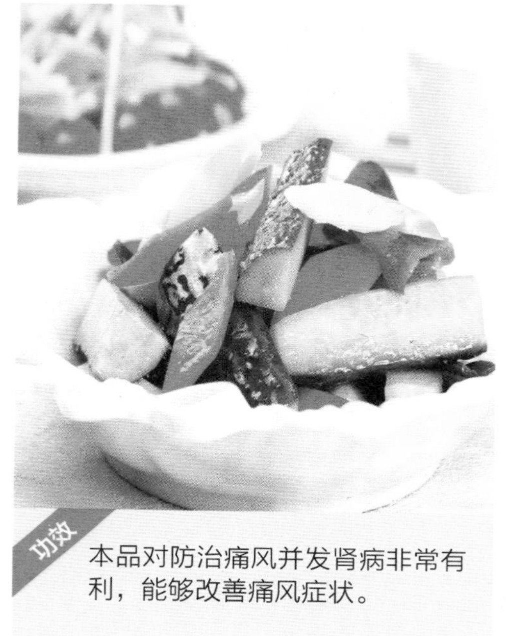

功效 本品对防治痛风并发肾病非常有利，能够改善痛风症状。

清拌竹笋

原料

竹笋500克，盐4克，辣椒油10毫升，香油5毫升，白糖适量

制作

1 竹笋洗净，蒸锅置火上，倒入适量清水，将竹笋放蒸锅中蒸熟，取出凉凉。

2 竹笋凉凉后，用刀斜切成薄片，然后装入盘中。

3 竹笋中撒入盐，拌匀，腌30分钟。

4 在腌好的竹笋片中加入白糖、辣椒油、香油，拌匀即可。

功效 本品能增强免疫力，同时能降低痛风并发高血脂症发生的概率。

马蹄

【调理关键词】凉血解毒

【酸碱性】属于碱性食物

热量
255.3
千焦/100克

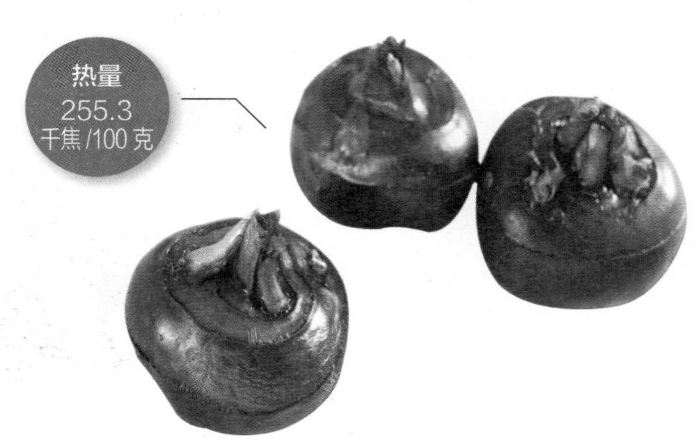

调理痛风的食疗吃法

马蹄可凉拌、煮汤、炒食，无论何种吃法均香甜美味、脆嫩爽口，适合痛风患者食用。但其表皮极易带有细菌，烹调前必须洗净、去皮，用开水焯烫片刻。

对痛风的食疗功效

马蹄含有蛋白质、维生素C、胡萝卜素，还有钙、磷、铁、钾等元素，能为痛风患者提供丰富的营养。其中含的糖类和钾元素能促进尿酸的排泄，并且马蹄嘌呤含量极低，痛风患者经常食用，有助于缓解症状。

食用注意

马蹄最好不要生吃，以免寄生虫、细菌危害身体。烹饪过的马蹄，隔夜再吃对身体不利。马蹄性寒，脾胃虚寒、血虚、血瘀者及经期女性不宜食用。

宜
- 马蹄＋大蒜 → 开胃健脾
- 马蹄＋玉米笋 → 健脾和胃
- 马蹄＋西蓝花 → 补充营养

宜
- 马蹄＋胡萝卜 → 补充胡萝卜素
- 马蹄＋猪肉 → 健脾和胃
- 马蹄＋香菇 → 益胃助食

马蹄炒玉米笋

原料

马蹄5颗，玉米笋3根，西蓝花50克，柿子椒1个，胡萝卜20克，盐、油各适量

制作

1 马蹄洗净，去皮切片。

2 西蓝花洗净切小块，焯水，备用。

3 玉米笋洗净，切块；柿子椒洗净，去子，切块，胡萝卜洗净，去皮，切丝。

4 起油锅，把马蹄、西蓝花、玉米笋、柿子椒、胡萝卜丝翻炒至熟，加盐，混合均匀装盘即可。

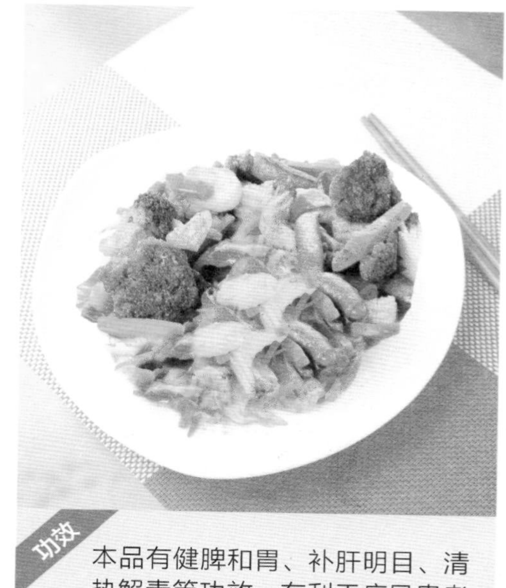

功效

本品有健脾和胃、补肝明目、清热解毒等功效，有利于痛风患者增强体质。

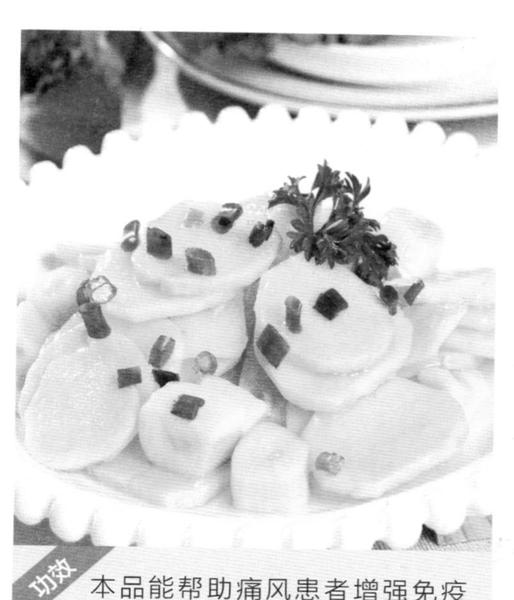

功效

本品能帮助痛风患者增强免疫力，适量食用能够有效缓解症状。

大蒜炒马蹄

原料

马蹄200克，大蒜100克，葱花、香菜各适量，盐、油各适量

制作

1 马蹄洗净，削皮，切成片；大蒜去皮，洗净，剁成碎蓉。

2 锅置火上，倒入适量清水，大火烧开，将马蹄片放入沸水中焯一下，沥干水分待用。

3 另起锅，加油烧热后，放入马蹄片急速煸炒。

4 放入大蒜继续翻炒，然后加盐调味，盛出后放上葱花和香菜即可。

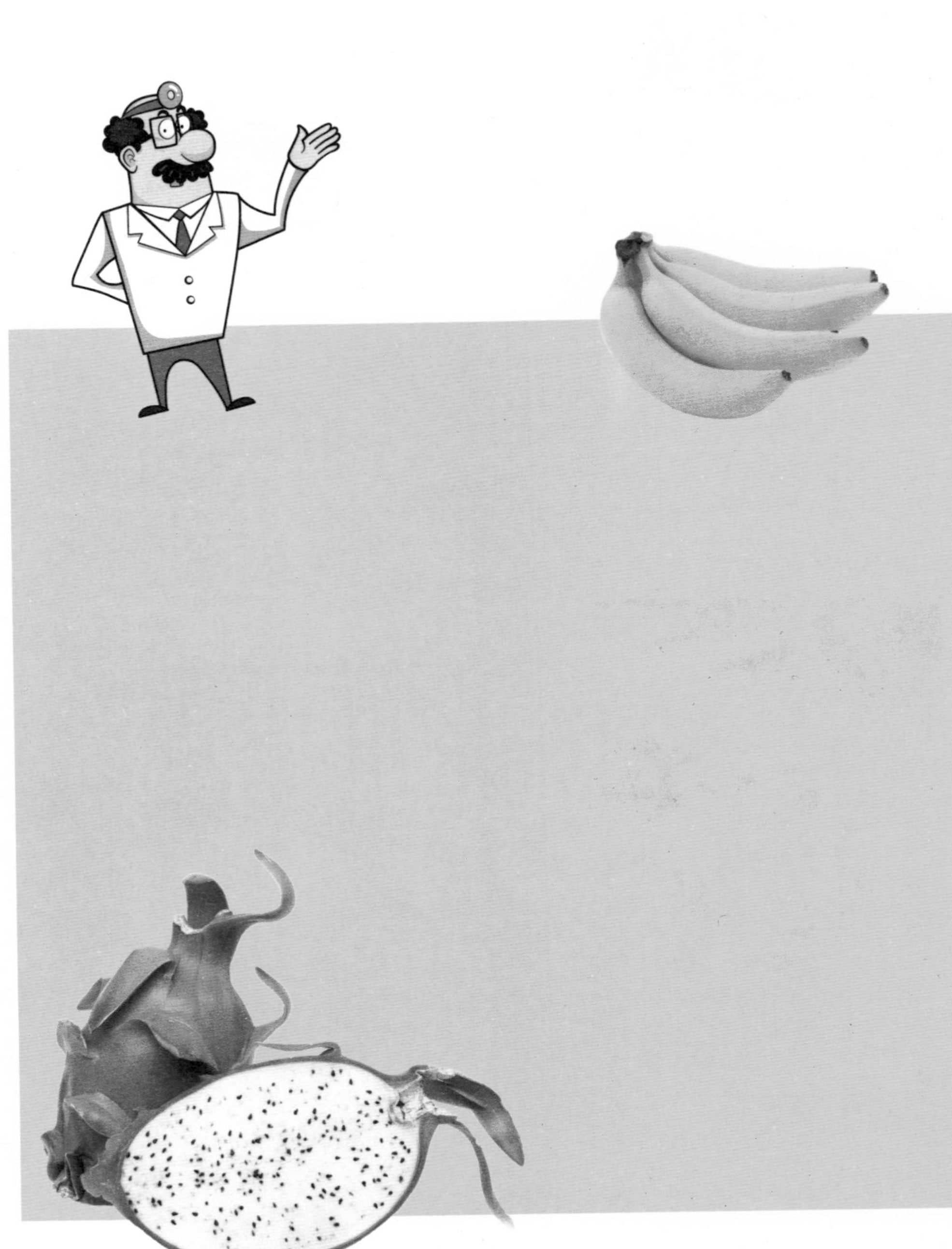

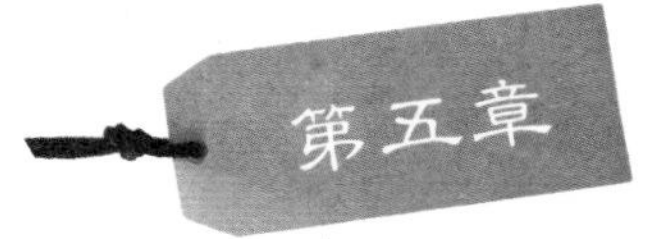

学会吃水果类

水果类食物营养丰富，有糖类、有机酸、果胶、蛋白质、多种矿物质、维生素和纤维等丰富的营养成分。大部分水果都是碱性食物，嘌呤含量很低。水果既可以提供机体必要的营养，还可以改善人体酸碱度失衡状况。所以水果是痛风患者及痛风并发症患者的理想食物。

本章将一一为您介绍各式水果的营养成分和食疗作用，为您的生活提供一份最合适的饮食指南！

苹果

【调理关键词】促进尿酸溶解

【酸碱性】属于强碱性食物

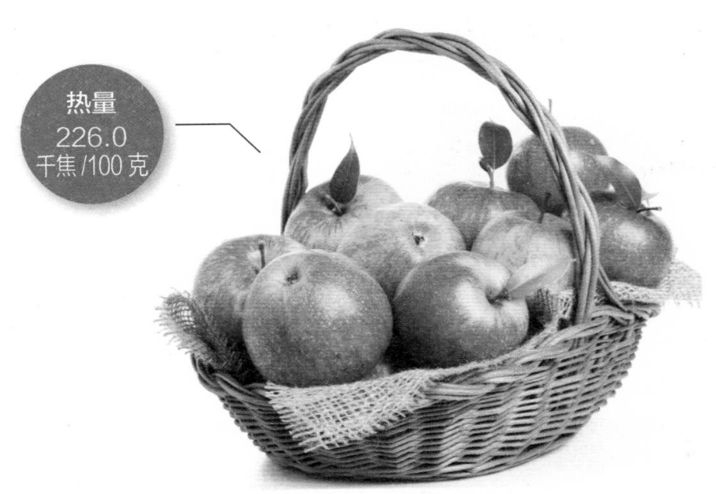

调理痛风的食疗吃法

苹果可以直接食用，洗净连皮一起吃，可从中获得更多的维生素。苹果也可以搭配合适材料熬煮成粥或者汤。又或者将苹果洗净，切成小块，放入榨汁机中榨出苹果汁，也不失为一种好吃法。

对痛风的食疗功效

苹果升糖指数较低，含有丰富的维生素和矿物质，其中的胶质和微量元素铬能保持血糖的稳定，还能有效地降低血胆固醇。所以，苹果很适合糖耐量异常的痛风并发糖尿病患者食用。

食用注意

苹果富含糖类和钾盐，且其所含的果酸和胃酸混合后会加重胃的负担，因此胃寒者不宜食用。此外，苹果核里含有氰化物，所以尽量不要吞下苹果核，更不要咀嚼并吞下。

宜

苹果+胡萝卜 → 明目、助消化

苹果+草莓 → 增强免疫力

苹果+香蕉 → 防止铅中毒

忌

苹果+鱼肉 → 导致鱼的腥味更重

苹果+海味 → 腹痛、恶心、呕吐

苹果+干贝 → 引起腹痛

草莓苹果沙拉

原料

草莓 90 克，苹果 90 克，沙拉酱 10 克

制作

1 用清水将草莓洗净，去蒂，切成小块；将苹果洗净，切开去核，切成小块，备用。

2 把切好的食材装入干净的碗中。

3 加入沙拉酱，搅拌一会儿，至其入味。

4 将拌好的水果沙拉盛出，装入盘中即可。

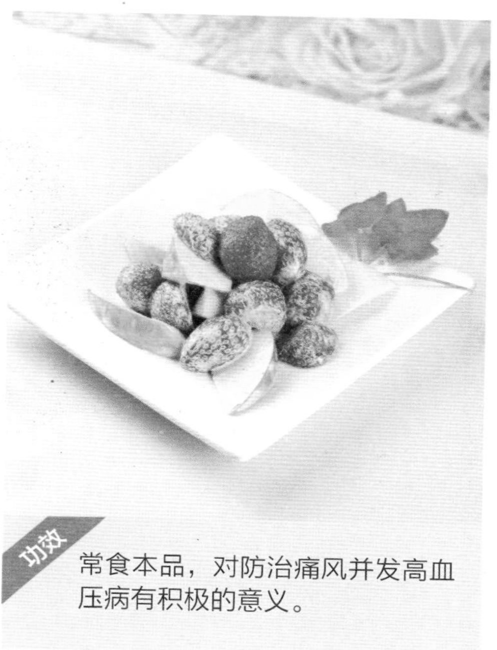

功效 常食本品，对防治痛风并发高血压病有积极的意义。

功效 本品能促进尿酸排解，对痛风患者有良好的防治功效。

苹果蔬菜沙拉

原料

苹果 100 克，西红柿 150 克，黄瓜 90 克，生菜 50 克，牛奶 30 毫升，沙拉酱 10 克

制作

1 西红柿洗净，切成片；黄瓜洗净，切成片；苹果洗净去核，切成片，备用。

2 将切好的食材装入碗中，加入牛奶、沙拉酱，拌匀，使食材入味。

3 把洗净的生菜叶垫在盘底。

4 装入做好的果蔬沙拉即可。

梨

【调理关键词】抗风护心

【酸碱性】属于强碱性食物

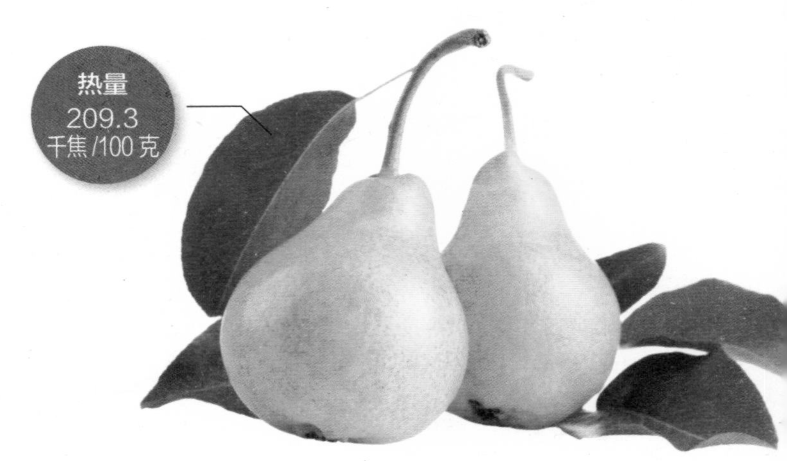

调理痛风的食疗吃法

梨可直接洗净后吃，也可切成小块，放入榨汁机中榨成汁，根据个人口味加入糖或蜂蜜，加热食用。或者与其他食物搭配做成菜肴食用。

对痛风的食疗功效

梨含有丰富的B族维生素、维生素E和果胶，能保护心脏，减轻疲劳，增强心肌活力，保护心血管，降低血压；还能促进尿酸排泄，非常适合痛风患者食用，能够有效预防心脑血管并发症。

食用注意

梨性偏寒，脾虚便溏、慢性肠炎、寒痰咳嗽或外感风寒咳嗽及糖尿病患者、产妇不适宜食用。梨富含果酸，不可以与碱性药同用。此外，生吃梨时不适宜饮用开水，也不要吃油腻食品，否则容易引起腹泻。

宜

- 梨＋冰糖 → 养血生津
- 梨＋菠萝 → 缓解咳嗽
- 梨＋银耳 → 润肺止咳

忌

- 梨＋羊肉 → 消化不良
- 梨＋白萝卜 → 诱发甲状腺
- 梨＋荠菜 → 造成呕心

雪梨汁

原料

雪梨1个，牛奶适量，白糖少许

制作

1 雪梨用水洗净去皮，切成小块，放入盘中，待用。

2 把雪梨和牛奶分别放入备好的果汁机内，盖上盖，启动果汁机，搅打成均匀的汁液。

3 将搅打好的汁液倒入备好的杯中，拌匀。

4 根据个人口味适当加入些许白糖，调匀，即可饮用。

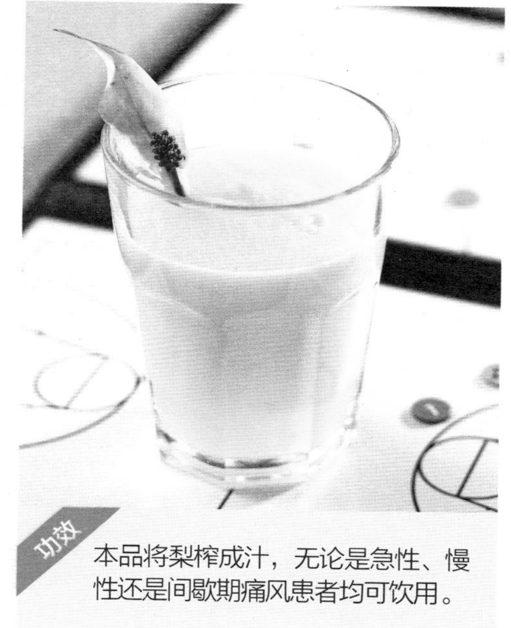

功效

本品将梨榨成汁，无论是急性、慢性还是间歇期痛风患者均可饮用。

功效

本品综合两种水果，能防治各型痛风，缓解咳嗽、高血压等疾病。

雪梨菠萝汁

原料

雪梨半个，菠萝半个，水100毫升，白糖适量

制作

1 将菠萝洗净，去皮，切小块，放入榨汁机，加入水榨汁待用。

2 将雪梨洗净，去皮，切成小块，放入盘中待用。

3 将雪梨放入榨汁机中榨汁，然后加入菠萝汁约30毫升。

4 把榨好的果汁倒入杯中，加入白糖摇匀即可。

菠萝

【调理关键词】改善局部血液循环

【酸碱性】属于碱性食物

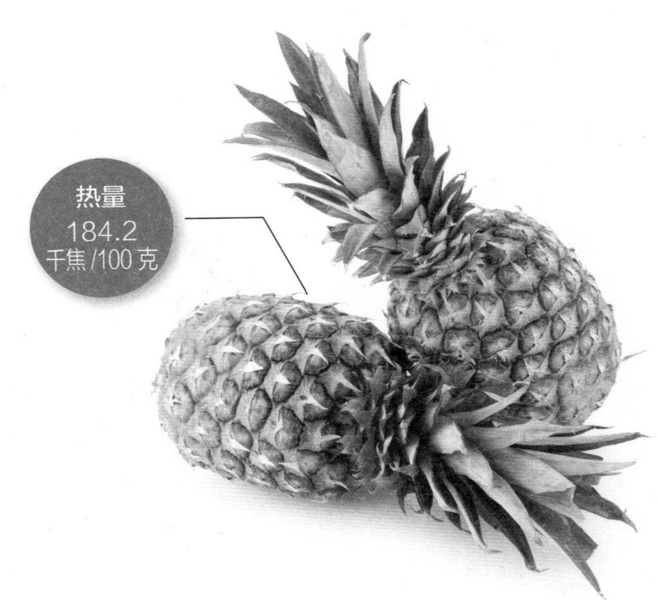

调理痛风的食疗吃法

菠萝可以直接吃，还可榨汁、做成罐头、菜肴等。但菠萝直接吃会有酸涩的感觉，而且容易导致过敏。所以，把新鲜的菠萝切片，放入淡盐水中浸泡约30分钟，即可改善口感，防止过敏，可放心食用。

对痛风的食疗功效

菠萝中含有一种叫“菠萝朊酶”的物质，它能分解蛋白质，还有溶解阻塞于组织中的纤维蛋白和血凝块的作用，能改善局部的血液循环，消除炎症和水肿。因此，食用菠萝能改善痛风的病症。

食用注意

患有溃疡病、肾脏病、凝血功能障碍的人应禁食菠萝，发热及患有湿疹疥疮的人也不宜多吃。在正常情况下，即便是健康体质的人也不要空腹吃菠萝。

宜

菠萝＋蜂蜜 → 开胃生津
菠萝＋茅根 → 治疗肾炎
菠萝＋杏仁 → 润肺止咳

忌

菠萝＋牛奶 → 影响消化吸收
菠萝＋白萝卜 → 破坏维生素C
菠萝＋鸡蛋 → 影响吸收

盐水菠萝

原料

菠萝1个，盐适量

制作

1 将菠萝对半切开，取一半去皮切丁，再取另一半菠萝挖出果肉，切丁，剩下部分做成盅型。

2 将适量食盐放入水中，再把切好的菠萝丁放在盐水中，泡约十分钟，捞起沥干。

3 将沥干的菠萝丁装在做好的菠萝盅里，即可食用。

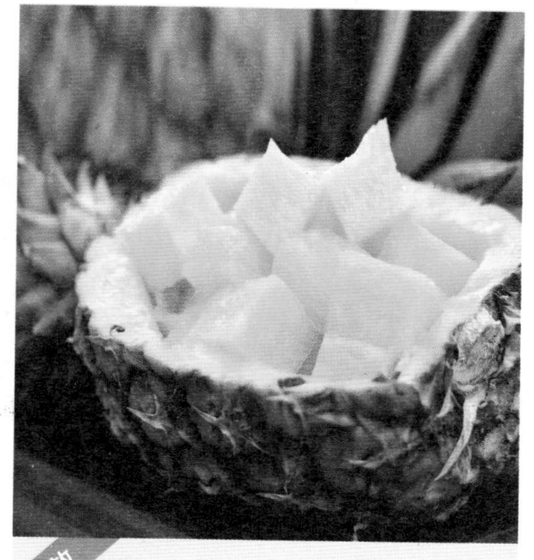

功效

本品能改善菠萝口感，使菠萝发挥良好的食疗效果，缓解痛风病症。

菠萝甜汁

原料

菠萝1个，蜂蜜、盐各适量

制作

1 将菠萝对半切开，去皮，去心，切成块。

2 把菠萝块放在淡盐水中浸泡10分钟，捞起，沥干水分。

3 把菠萝块放进榨汁机中，加200毫升水，榨成汁。

4 去渣，根据个人口味在菠萝汁中调入适量的蜂蜜即可。

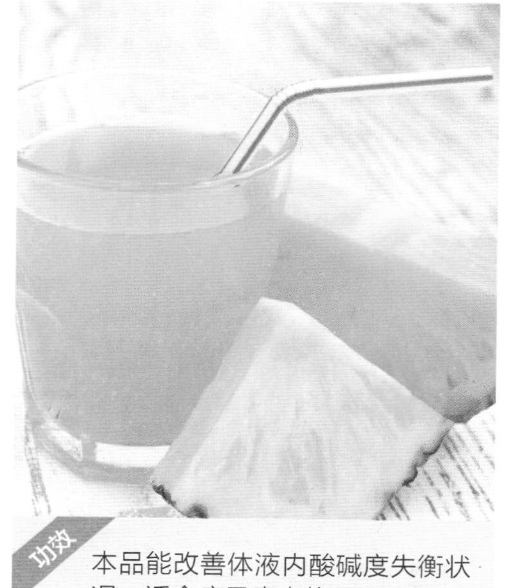

功效

本品能改善体液内酸碱度失衡状况，适合痛风患者饮用。

橙子

【调理关键词】促进尿酸溶解排出

【酸碱性】属于碱性食物

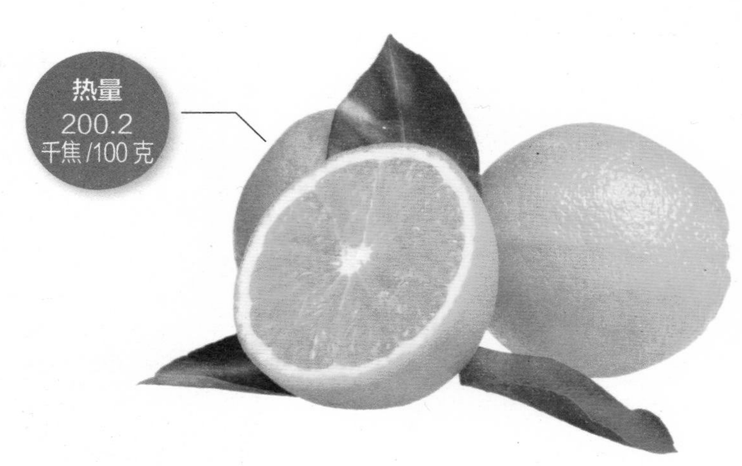

调理痛风的食疗吃法

橙子可以直接剥皮吃；也可以将橙子去皮后切成小块，放入榨汁机中榨成汁，倒入杯中，再根据个人口味加一些白糖，拌匀至白糖溶解，即可饮用；还可以与其他食物搭配制成菜肴后食用。

对痛风的食疗功效

橙子中维生素C、胡萝卜素及钾的含量丰富，能软化和保护血管、降低胆固醇和血脂，促进尿酸的溶解及排泄，从而改善血液循环，对防治痛风并发高血压病、高脂血症有一定的辅助作用。

食用注意

橙子含糖量较多，糖尿病患者不宜食用。而且正常人也不宜过多食用橙子类水果，否则可能会导致皮肤黄染，严重还会引起恶心、呕吐等症状。

宜

橙子＋蜂蜜 → 美容养颜
橙子＋香蕉 → 排毒养颜
橙子＋黄酒 → 治疗乳腺炎

忌

橙子＋牛奶 → 影响消化
橙子＋螃蟹 → 破坏维生素C
橙子＋肝脏 → 破坏维生素C

橙子汁

原料

橙子2个，蜂蜜或白糖适量

制作

1 将橙子洗净后剥皮，取果肉，切成小块。

2 将切好的橙子肉放入备好的榨汁机中，加入100毫升凉开水，按“蔬果汁”键，把橙子榨成汁。

3 将榨好的橙汁过滤倒入干净的杯中，适当调入些许蜂蜜或白糖，搅拌均匀即可饮用。

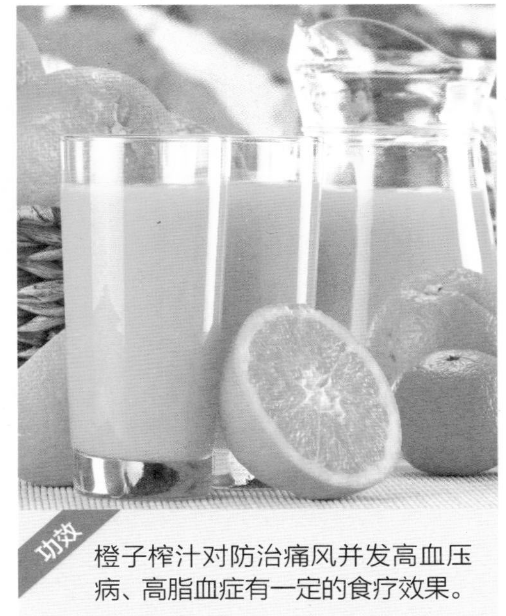

功效 橙子榨汁对防治痛风并发高血压病、高脂血症有一定的食疗效果。

功效 本品对痛风及痛风并发症有更综合、更好的疗效。

橙子水果拼盘

原料

橙子1个，青柠半个，草莓2颗，香蕉半根，猕猴桃半个

制作

1 用水将橙子洗净，切成块，装盘。

2 用水将青柠洗净，切小片装盘中。

3 用水将草莓洗净，对半切开，装盘中。

4 香蕉去皮取果肉，切片，装盘中。

5 用清水将猕猴桃洗净，切成薄片，装入盘中。

6 将盘中的水果混匀即可。

橘子

【调理关键词】行气、利排尿酸

【酸碱性】属于强碱性食物

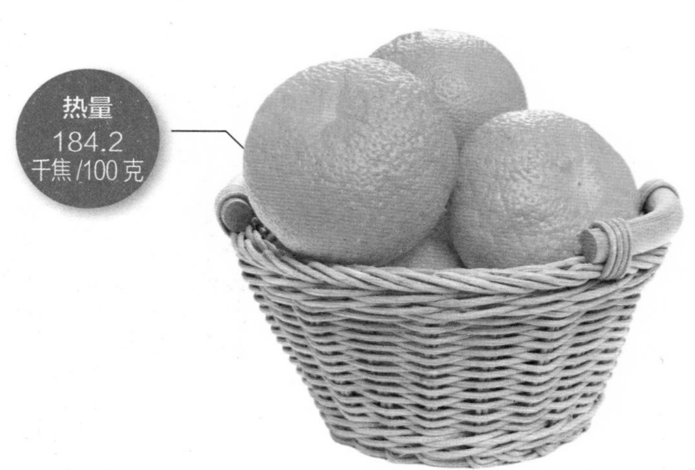

调理痛风的食疗吃法

橘子可以直接剥皮后吃，也可以做成蜜饯、罐头、果汁等来食用。直接吃橘子的时候，最好保留橘络一起食用，这样效果更佳。另外，还可以将橘皮晒干后泡水饮用。

对痛风的食疗功效

橘子富含维生素C、膳食纤维及果胶，可促进通便、降低胆固醇，促进尿酸排泄。其含的橘皮苷可预防冠心病和动脉粥样硬化，有助于使动脉粥样硬化发生逆转，因此，痛风患者适宜食用。

食用注意

不宜过多吃橘子，否则会出现口干舌燥、咽喉干痛、大便秘结、皮肤变黄等症状。此外，为避免其对胃黏膜产生刺激而引起不适，最好不要空腹吃橘子。而且鲜橘皮与陈皮不同，不适合泡水饮用。

宜

橘子＋香蕉 ➤ 润肠通便

橘子＋菠萝 ➤ 防治急性喉炎

橘子＋桂圆 ➤ 防治痢疾

忌

橘子＋白萝卜 ➤ 引发甲状腺肿病

橘子＋兔肉 ➤ 腹泻、损害肠胃

橘子＋牛奶 ➤ 影响营养吸收

橘子汁

原料

橘子3个，白糖少许，凉白开水100毫升

制作

1 将橘子去皮，取果肉按瓣分开。

2 将橘子肉放入榨汁机内，加100毫升凉白开水，启动“蔬果汁”按钮，将橘子肉搅打成汁。

3 将榨好的橘子汁倒入干净的杯子中，根据个人口味不加或者加入白糖，拌匀即可。

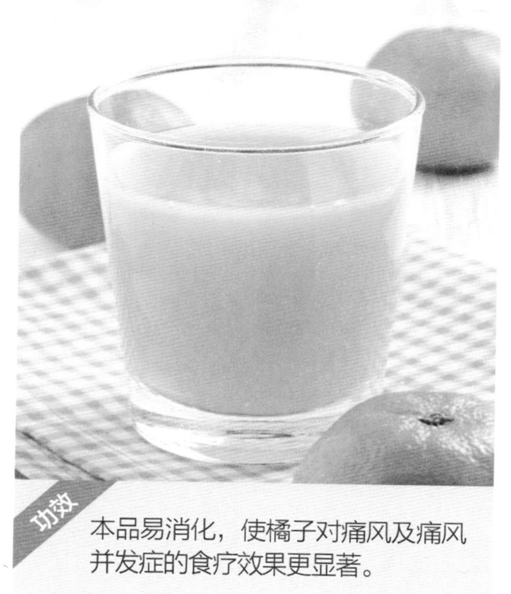

功效 本品易消化，使橘子对痛风及痛风并发症的食疗效果更显著。

橘子沙拉

原料

橘子1个，香蕉1根，草莓3颗，青提子30克，猕猴桃1个，菠萝50克，橄榄油或蜂蜜适量，盐少许

制作

1 菠萝去皮，盐水泡会，切块，装盘。

2 青提子洗净，装入盘中。

3 橘子去皮，瓣瓣分开，装盘。

4 香蕉剥皮，果肉切片，装盘。

5 草莓洗净去蒂，对半切开装盘。

6 猕猴桃去皮，切小块，装盘。

7 浇上橄榄油或蜂蜜拌匀即可。

功效 本品营养成分均衡，对痛风患者起到更好的辅助治疗作用。

哈密瓜

【调理关键词】止渴利尿、防暑除燥

【酸碱性】属于碱性食物

热量
142.3
千焦/100克

调理痛风的食疗吃法

哈密瓜可直接生食果肉，或者做成蜜饯食用；或者用清水将哈密瓜洗净，去皮取果肉，切成小块，放入榨汁机中，启动“蔬果汁”按钮，榨出汁液，倒入干净的杯中，根据个人口味，调入适量蜂蜜或白糖即可食用。

对痛风的食疗功效

哈密瓜营养丰富，含有蛋白质、膳食纤维及钾等多种营养成分，而且嘌呤含量极低，能促进尿酸排出，还能够保持正常的心率和血压，可以有效地预防痛风并发冠心病。

食用注意

哈密瓜中糖分的含量较高，所以痛风并发糖尿病患者忌食。此外，哈密瓜性偏凉，脾胃虚弱的患者不宜多吃，否者容易导致腹泻。而且，女性月经期间宜少吃或者不吃。

宜
- 哈密瓜＋李子 → 美容养颜
- 哈密瓜＋菠萝 → 补脾胃，固元气
- 哈密瓜＋银耳 → 润肺止咳

忌
- 哈密瓜＋香蕉 → 加重肾衰
- 哈密瓜＋梨 → 引起腹胀
- 哈密瓜＋黄瓜 → 破坏维生素C

哈密瓜球

原料

哈密瓜1个

制作

1　把哈密瓜切成两半，挖去瓜瓤。

2　留其中一半当瓜盅备用。

3　用挖球勺把另一半哈密瓜的瓜肉挖成肉球。

4　把挖好的哈密瓜肉球一一装入哈密瓜盅内。

5　将装好哈密瓜球的瓜盅放入冰箱，冷藏约10分钟。

6　取出瓜盅，即可食用。

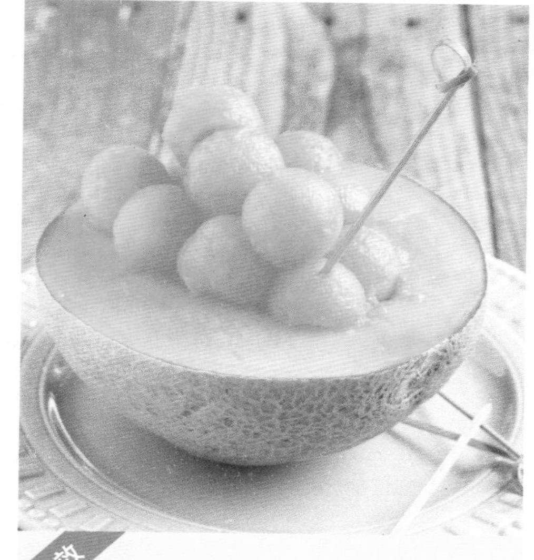

功效

哈密瓜富含膳食纤维及钾，能促进尿酸排出，防治痛风。

功效

本品综合哈密瓜、菠萝的营养，适合痛风并发高血压患者。

哈密瓜汁

原料

哈密瓜1/4个，菠萝半个，白糖、盐各少许

制作

1　将哈密瓜洗净，去皮取瓜肉，切成小块状，放入盘中待用。

2　菠萝去皮，取果肉放盐水中浸泡10分钟后取出，沥干水分，切块。

3　把切好的哈密瓜、菠萝一同放入榨汁机中，启动“蔬果汁”按钮，将放入的瓜果搅打成汁。

4　将汁液倒入杯中，根据个人口味选择不加或加白糖，拌匀即可。

西瓜

【调理关键词】利于尿酸排出

【酸碱性】属于碱性食物

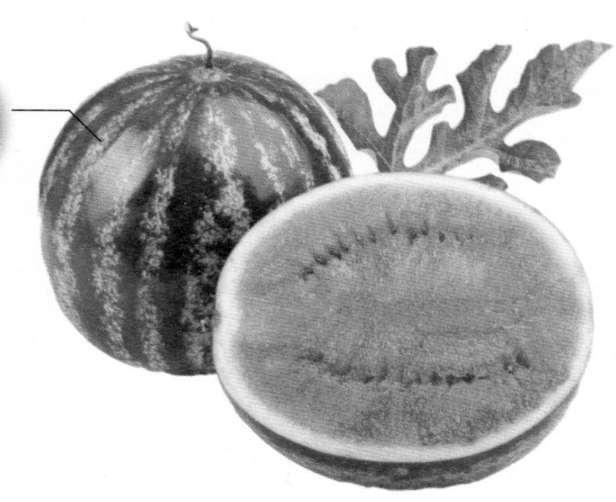

热量
108.8
千焦/100克

调理痛风的食疗吃法

西瓜可以直接食用，也可榨汁饮用，还可以制成西瓜酱或者沙拉食用。西瓜皮也可以做成菜肴。

对痛风的食疗功效

西瓜富含矿物质，是典型的碱性食物，能使尿液碱性化，从而增加尿酸在尿中的可溶性，促进尿酸排出。此外，西瓜具有极强的利尿作用，对痛风患者大有益处。

食用注意

糖尿病患者应少食，建议两餐中食用；脾胃虚寒、湿盛便溏者不宜食用。饭前饭后半个小时以内不宜吃西瓜或尽量少吃，以免影响肠胃消化。另外，大热天里吃冰西瓜虽然感觉很舒服，但对胃的刺激很大，容易造成脾胃损伤，所以不宜吃太冰的西瓜。

宜
西瓜＋冰糖 → 清热除烦
西瓜＋鳝鱼 → 补虚损、祛风湿
西瓜＋冬瓜 → 祛热除烦、利尿

忌
西瓜＋油条 → 导致呕吐
西瓜＋冰激凌 → 腹泻
西瓜＋猕猴桃 → 导致营养流失

西瓜汁

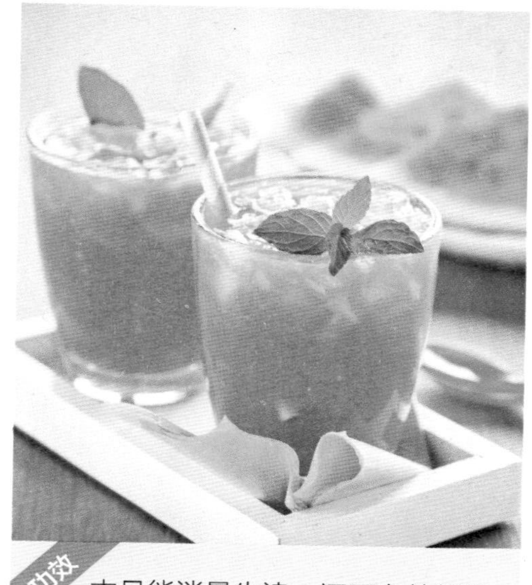

原料

西瓜1/4个，冰块10块，冰糖5克

制作

1 用清水将西瓜洗净去皮，取果肉，待用。

2 将西瓜肉切成均匀的小块，装盘中待用。

3 把切好的西瓜肉、备好的冰块以及冰糖放入榨汁机中。

4 启动榨汁机，榨出果汁。

5 取干净的杯子，倒入榨好的西瓜汁，即可饮用。

功效 本品能消暑生津，还可有效缓解夏季急性发作期的痛风病症。

西瓜沙拉

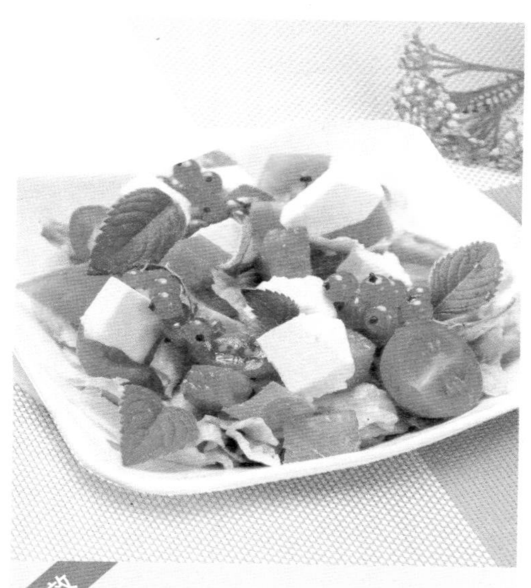

功效 本品荟萃食物精华，营养丰富，对痛风患者大有益处。

原料

西瓜、西红柿、奶酪、包菜各适量

制作

1 用清水将包菜洗净，撕成小块放在一干净的盘底。

2 将西瓜去皮切小块，待用。

3 将西红柿洗净，用开水烫，然后去皮，切小块，待用。

4 把备好的奶酪切成小块，待用。

5 把切好的西瓜、西红柿、奶酪混合均匀，装盘即可。

芒果

【调理关键词】增强免疫力

【酸碱性】属于碱性食物

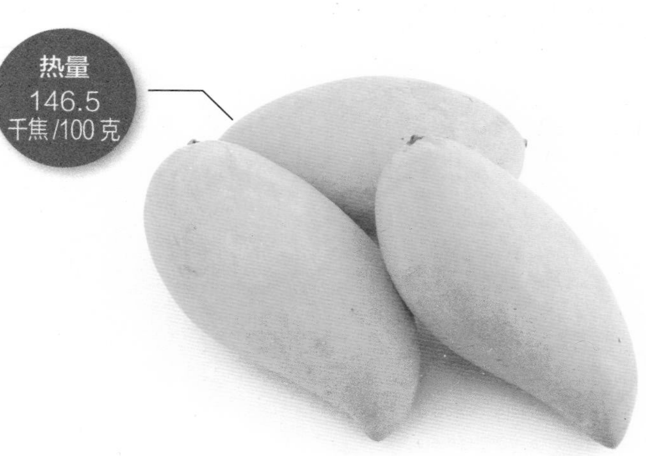

调理痛风的食疗吃法

芒果可以直接剥皮后食用果肉，也可以去皮取果肉，切成小块，放入榨汁机中榨成果汁，然后再根据个人口味调入蜂蜜、白糖之类直接饮用；或者将果汁作为原料制成冰淇淋、饼干之类的食品。

对痛风的食疗功效

芒果中维生素C及钾、膳食纤维、维生素E等营养元素的含量比较丰富，能够降低人体内的血脂，促进尿酸的排泄，增强人体的免疫力。因此，芒果对痛风并发高血压有良好的防治效果。

食用注意

芒果性质带湿毒，患有皮肤病或肿瘤的人群应禁止食用。也不宜一次食入过多，临床有过量食用芒果引致肾炎的报道。另外，要避免与其他辛辣食物如大蒜同食，以免造成皮肤发黄。

宜

芒果＋蜂蜜 → 防止晕车

芒果＋木瓜 → 美肤养颜

芒果＋猪肉 → 治疗鼻出血

忌

芒果＋大葱 → 导致黄疸

芒果＋大蒜 → 导致黄疸

芒果＋竹笋 → 降低营养

鲜芒果冰淇淋

原料

芒果泥600克，蛋黄4个，细砂糖150克，鲜奶250毫升，鲜奶油250毫升

制作

1. 蛋黄、细砂糖放钢盆内，打至颜色变乳白色，加入鲜奶拌匀，移到炉火上，加热，搅至浓稠即可。
2. 待冷却后，加入芒果泥、鲜奶油拌匀，倒入2个不锈钢浅盘中，抹平表面，放入冰箱中冷冻。
3. 约2小时后取出，用大汤匙刮松，放冷冻库内，如此重复2次即可。

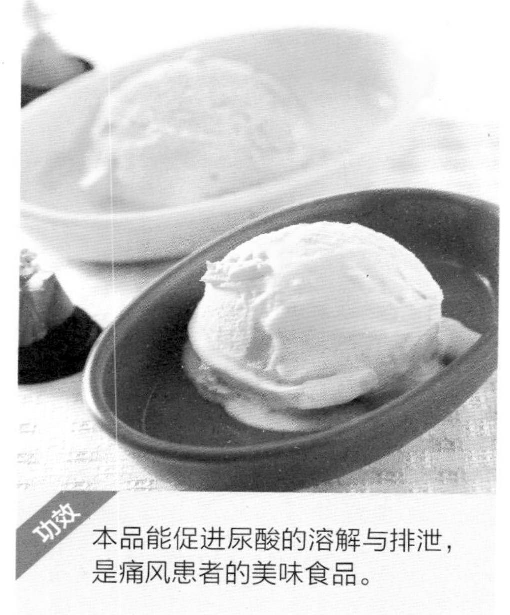

功效 本品能促进尿酸的溶解与排泄，是痛风患者的美味食品。

功效 本品由芒果汁结合冰粒，味道甜美，可防治痛风，还可降低血压。

芒果飘雪

原料

芒果1个，糖水30毫升，兰花朵、冰粒各适量

制作

1. 将芒果去皮、去核，取果肉切成小块，放入搅拌机中。
2. 启动搅拌机，把芒果肉搅打成浆汁状。
3. 往搅拌机中加入糖水、冰粒搅拌成雪状。
4. 将搅拌机中的浆液倒入干净的杯中，再在杯边饰以兰花即可。

柠檬

【调理关键词】防治痛风性肾结石

【酸碱性】属于强碱性食物

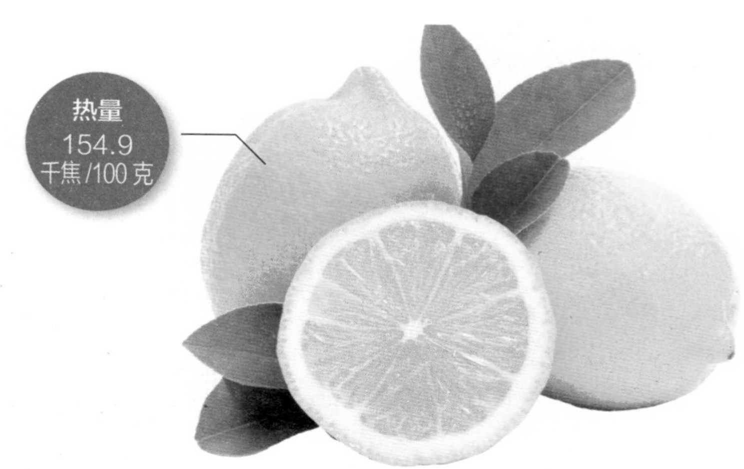

调理痛风的食疗吃法

由于柠檬太酸，不宜直接食用。所以柠檬适宜配菜或者榨汁饮用，每次一两瓣即可，或与适量胖大海泡水饮用亦可。此外，柠檬还可以入汤调味，也可以制成果酱食用。泡水或入汤对痛风患者更为适宜。

对痛风的食疗功效

柠檬中丰富的柠檬酸有收缩、增固毛细血管，降低通透性，提高凝血功能及血小板数量的作用，可缩短凝血时间和出血时间；同时柠檬中丰富的维生素C、钾、钙等营养物质可增强人体造血功能，对防治痛风有良好的辅助效果。

食用注意

因柠檬酸能生热，因此发热、胃溃疡、胃酸、龋齿、糖尿病患者应少食或忌食。而且，食用过多会对牙齿和肠胃造成损伤。因此喝柠檬水要适量，每天不宜超过1000毫升。

宜

柠檬＋蜂蜜 → 生津止渴

柠檬＋红茶 → 利尿去毒

柠檬＋香菇 → 治风破血

忌

柠檬＋牛奶 → 影响蛋白质吸收

柠檬＋山楂 → 影响肠胃消化功能

柠檬＋橘子 → 导致消化道溃疡

柠檬蜜水

原料

柠檬1个，蜂蜜15毫升，食盐少许，温开水适量

制作

1 用食盐和清水将柠檬洗干净，然后切成薄片。

2 将切好的柠檬片放入备好的榨汁机中，启动榨汁机，榨出柠檬汁。

3 往榨汁机中的柠檬原汁中加入适量的蜂蜜和 500 毫升温开水。

4 将蜜水搅拌均匀，倒入干净的杯中，即可饮用。

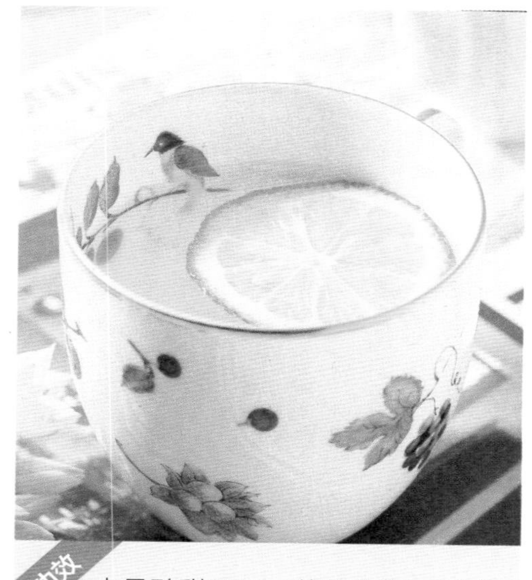

功效 本品酸甜可口，营养丰富，可防治痛风并发高血压症。

冻柠茶

原料

柠檬1个，冰块适量，红茶150毫升，糖水适量

制作

1 将冰块放入干净的杯中。

2 往装有冰块的杯中倒入备好的红茶、糖水。

3 用清水将柠檬洗干净，切成均匀的薄片。

4 取 1 ~ 2 片切好的柠檬，置于杯沿浸泡即可。

功效 本品能很好地排除尿酸，改善血液，从而起到防治痛风的作用。

枇杷

【调理关键词】促进尿酸排泄

【酸碱性】属于碱性食物

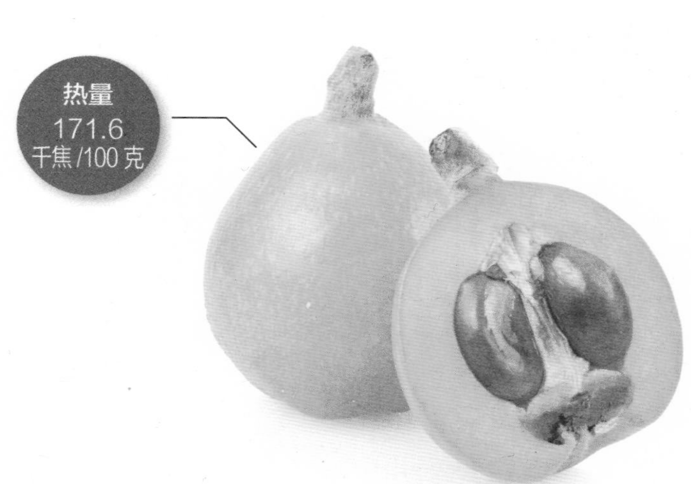

调理痛风的食疗吃法

枇杷可以直接食用，每日一两枚即可；或将枇杷去皮和核，加冰糖和适量清水，熬煮饮用也是很好的食用方式。另外，枇杷还可以制成罐头、果酱与果酒来食用。相对而言，用枇杷煮糖水更适合痛风患者。

对痛风的食疗功效

枇杷富含纤维素、果胶、胡萝卜素、苹果酸、柠檬酸、钾、磷、铁、钙及维生素A、B族维生素、维生素C等，能够促进尿酸排泄，减少尿酸沉积，清热消炎，能够缓解痛风引起的关节肿痛。

食用注意

一般人均可食用，但是脾胃虚寒、糖尿病患者请谨慎食用或不吃。枇杷仁轻微带有毒性，生吃会释放出微量氰化物，所以在食用枇杷时最好去除枇杷仁。

宜

枇杷＋冰糖 → 清肺、化痰止咳

枇杷＋蜂蜜 → 治伤风感冒

枇杷＋海蜇 → 清热、化痰、止咳

忌

枇杷＋热面 → 引起身体不适

枇杷＋海味 → 影响蛋白质吸收

枇杷＋胡萝卜 → 破坏营养素

枇杷糖水

原料

枇杷4枚，牛奶50毫升，冰糖适量

制作

1 把枇杷洗净去皮，去蒂，对半切开，去核，待用。

2 把切好的枇杷和适量冰糖放入炖盅里。

3 净锅中加入适量清水，将炖盅放入锅中，隔水加热10分钟。

4 取出炖盅，待凉后往枇杷上淋上牛奶，静置即可食用。

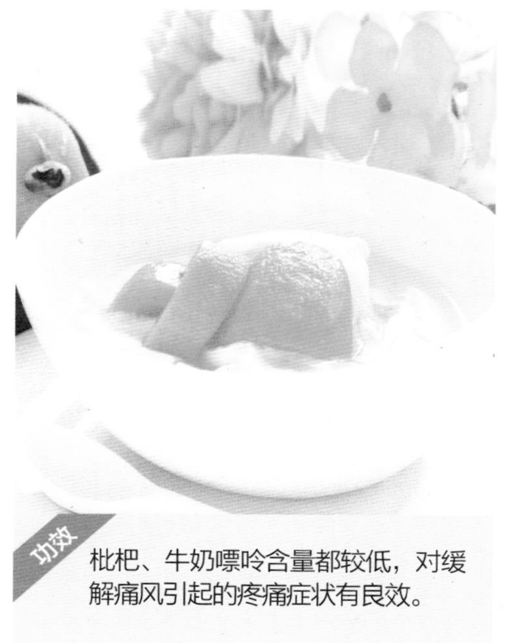

功效 枇杷、牛奶嘌呤含量都较低，对缓解痛风引起的疼痛症状有良效。

枇杷果冻爽

原料

枇杷2枚，鱼胶粉40克，纯净水400毫升，白砂糖50克

制作

1 将鱼胶粉放入碗中，加水，使鱼胶粉充分吸入水分。

2 热开水中加入白砂糖，搅拌至溶化，放凉。

3 把糖水加入鱼胶粉水中搅匀，倒入果冻模中八分满。

4 每个模子中放入半枚枇杷，把装满的冻模放入冰箱中，冷藏3~4小时至凝固即可。

功效 本品口感润滑，易消化，更易发挥对缓解痛风的食疗效果。

葡萄

【调理关键词】低嘌呤、通利小便

【酸碱性】属于强碱性食物

热量
184.2
千焦/100克

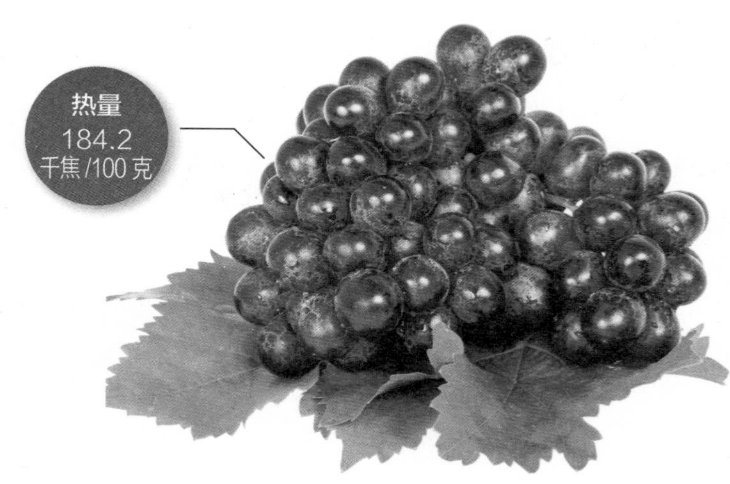

调理痛风的食疗吃法

葡萄可以直接吃，洗净后连皮一块吃可获得更多的营养成分；或者将葡萄洗干净后，放入榨汁机中搅打成果汁，过滤后饮用。葡萄汁每天饮用3杯即可。

对痛风的食疗功效

葡萄营养丰富，且大部分都很容易被人体吸收。葡萄含有丰富的钾及维生素C，而嘌呤含量非常低，属于强碱性食物，能够促进人体中尿酸的排泄，缓解痛风带来的不适。

食用注意

吃葡萄后不能立刻喝水，否则很快就会腹泻，但是这种腹泻不是由细菌引起的，所以泻完后会不治而愈。另外，葡萄与水产品的食用时间应隔开4个小时以上。而且糖尿病患者及便秘者不宜多吃。

宜
葡萄＋柠檬 → 排毒瘦身
葡萄＋枸杞 → 补血
葡萄＋山药 → 补虚养身

忌
葡萄＋白萝卜 → 引起甲状腺肿胀
葡萄＋虾 → 刺激肠胃道

葡萄汁

原料

葡萄200克，水100毫升，白糖适量

制作

1　将葡萄用清水洗净，待用。

2　把葡萄、适量的白糖和水放入备好的榨汁机中，盖上盖，启动榨汁机，进行榨汁。

3　把榨好的葡萄汁过滤倒入干净的杯中。

4　往榨好的葡萄汁中加入适量的白糖，搅拌均匀至白糖溶解，即可。

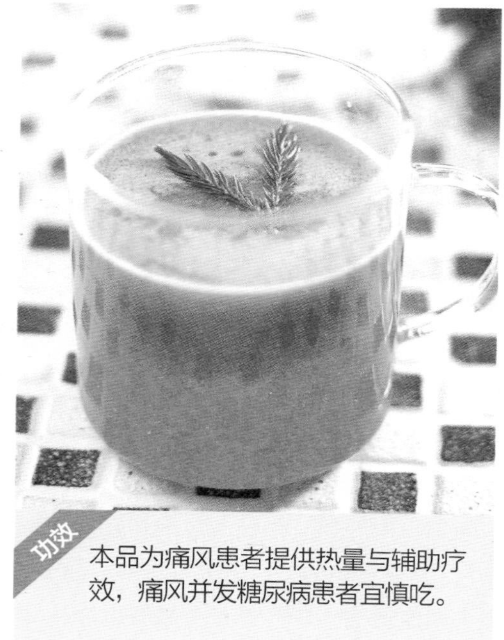

功效　本品为痛风患者提供热量与辅助疗效，痛风并发糖尿病患者宜慎吃。

功效　本品可缓解痛风症状引起的关节疼痛，还可清理血液中的代谢废物。

梨子葡萄柠檬汁

原料

梨子1个，香瓜适量，葡萄8颗，柠檬适量，蜂蜜少许

制作

1　将香瓜去皮、洗净、切小块，放入盘中待用。

2　将葡萄去皮，取果肉切成均匀小块，放入盘中待用。

3　将梨子洗净，果肉对半切开，放入盘中待用。

4　将所有材料放入榨汁机中搅打成汁，滤出果汁倒入干净的杯中，调入蜂蜜，拌匀即可。

石榴

【调理关键词】促进尿酸排泄

【酸碱性】属于碱性食物

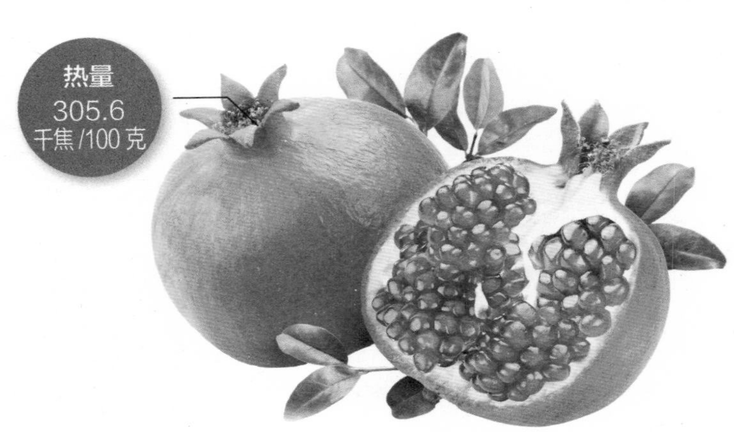

调理痛风的食疗吃法

石榴可以生食，也可以榨汁饮用；或将石榴酿酒，也会有很好的风味及食疗效果。还可以将石榴皮晒干后泡水饮用。

对痛风的食疗功效

石榴属浆果类，含有多种营养成分，如糖、酸、磷、钙、铁等。石榴的维生素E和多酚含量高，起到抗氧化、涩肠止血的作用，可以很好地降低血脂，促进尿酸的排泄，可作为治疗痛风的辅助食物。

食用注意

石榴酸涩有收敛作用，感冒及急性盆腔炎、尿道炎等患者慎食；大便秘结者应忌食；多食石榴会伤肺损齿。此外，洗石榴时，不要把石榴蒂摘掉，不然石榴若放在水中浸泡，残留的农药会随水进入果实内部，污染果肉。

宜

石榴 + 生姜 → 增加食欲

石榴 + 槟榔 → 祛虫

石榴 + 冰糖 → 镇静安神

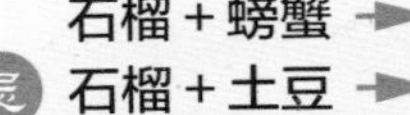

忌

石榴 + 螃蟹 → 刺激肠胃

石榴 + 土豆 → 引起中毒

石榴 + 带鱼 → 头晕、腹痛腹泻

石榴梨思慕雪

原料

石榴120克，雪梨100克，香蕉少许，牛奶90毫升，纯净水适量

制作

1 石榴取果肉粒；雪梨取果肉，切小块。

2 取榨汁机，倒入石榴果粒、纯净水，盖好盖子，榨取石榴汁。

3 倒出果汁，装入杯中，备用。

4 把雪梨、香蕉和牛奶放入榨汁机中，倒入榨好的石榴汁，盖好盖子，榨出汁水即可。

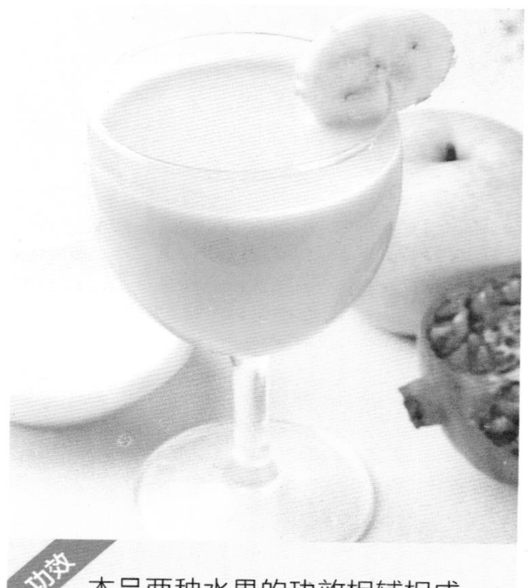

功效

本品两种水果的功效相辅相成，特别适合痛风并发糖尿病患者。

功效

石榴汁含多种氨基酸和微量元素，适合痛风并发糖尿病患者饮用。

石榴汁

原料

石榴果肉150克，蜂蜜少许，纯净水适量

制作

1 将石榴洗净，去皮、去子，取果肉。

2 取榨汁机，选择搅拌刀座组合，倒入备好的石榴肉。

3 注入适量的纯净水，盖好盖子。

4 选择“榨汁”功能，榨取果汁。

5 断电后倒出石榴汁，装入干净的杯中。

6 加入少许蜂蜜拌匀即成。

桃子

【调理关键词】防止尿酸沉积

【酸碱性】属于碱性食物

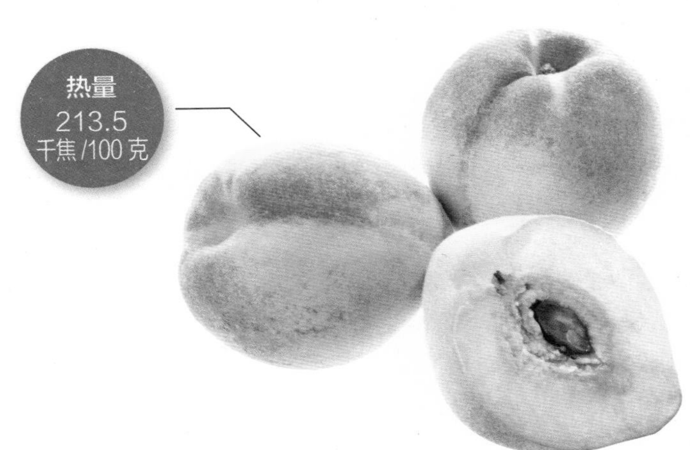

调理痛风的食疗吃法

桃子可以直接吃，或者榨成新鲜果汁饮用；也可以制成罐头、果脯、果酱等食用。但新鲜的食用方法可获得更好的食疗效果。

对痛风的食疗功效

桃属于高钾低钠水果，还富含钙、镁、多种维生素和果胶，是典型的碱性食物，能降低血液和尿液的酸度，防止尿酸沉积在体内，促进尿酸排泄，适合痛风患者食用。

食用注意

未成熟的桃子不能吃，否则会腹胀或生疖痈。桃子性热，成熟的桃子也不能吃太多，否则会令人体内上火。烂桃子绝对不可以吃，因为烂桃容易导致多种疾病的发生。此外，胃肠功能不良者及老人、小孩、病人不宜多吃，避免加重肠胃的负担。

宜

桃子＋牛奶 → 滋养皮肤

桃子＋燕麦 → 益气养胃

桃子＋茶叶 → 敛汗、止血

忌

桃子＋甲鱼 → 导致心痛

桃子＋白酒 → 呕吐、心跳加快

桃子＋白萝卜 → 破坏维生素C

桃汁

原料

桃子2个，鲜牛奶200毫升，蜂蜜少许

制作

1 用清水将桃子洗净，去皮，去核，取果肉切成均匀的小块。

2 将切好的桃肉与牛奶一同倒入榨汁机中，启动榨汁机，进行榨汁。

3 榨好汁后，将桃汁倒入干净的杯子中，然后根据个人口味加入适量的蜂蜜，拌匀即可。

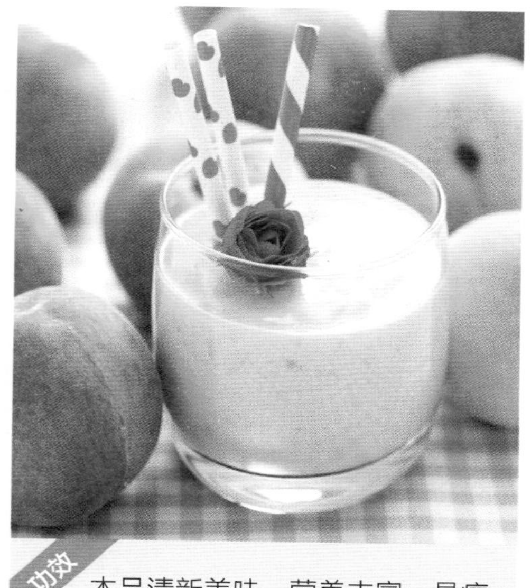

功效 本品清新美味，营养丰富，是痛风者理想的食品。

桃燕麦牛奶羹

原料

桃子1个，燕麦100克，牛奶300毫升，核桃2颗，蜂蜜适量

制作

1 用清水将桃子洗净，去皮，去核，取果肉切成小块。

2 核桃去壳，把核桃仁敲碎，备用。

3 把燕麦洗净后，连同切好的桃子、牛奶一起放入炖盅里，隔水炖煮至熟。

4 取出炖盅，给炖品浇上蜂蜜，撒上核桃仁即可。

功效 本品利于尿酸排泄，食材相辅相成，能缓解痛风及痛风并发症。

香蕉

【调理关键词】缓解痛风并发症

【酸碱性】属于强碱性食物

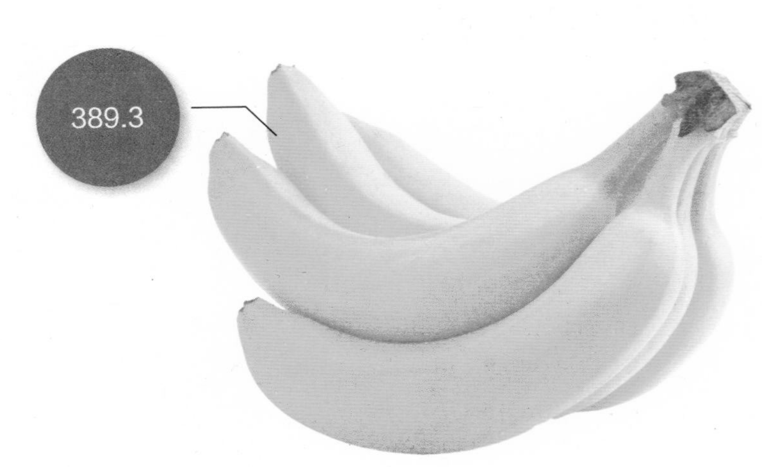

调理痛风的食疗吃法

香蕉可以直接食用，或者取果肉与冰糖、大米等食材熬粥食用；还可以取果肉榨汁饮用。另外，香蕉制成干品食用亦可。

对痛风的食疗功效

香蕉是低热量、低脂肪、低胆固醇食物，有利于减肥降脂，非常适合痛风并发肥胖症、高脂血症患者食用。香蕉富含钾元素，能促进尿酸排出体外，减少尿酸沉积，不过痛风并发肾病患者不宜多食。

食用注意

香蕉是促进胃肠道蠕动的食物。空腹时吃香蕉，肠胃中没有足够可提供消化的食物，而肠胃的运动被加快，促进血液的循环，会增强心脏的负荷，容易引发心肌梗死。

宜
- 香蕉＋牛奶 → 生津润肠
- 香蕉＋土豆 → 防癌抗癌
- 香蕉＋芝麻 → 养心安神、补脾

忌
- 香蕉＋芋头 → 导致腹胀
- 香蕉＋红薯 → 引起身体不适
- 香蕉＋菠萝 → 增加钾浓度

蓝莓香蕉牛奶羹

原料

香蕉1根，蓝莓10克，生麦芽100克，牛奶300毫升，盐少许

制作

1 用水将麦芽洗净；洗净锅，待用。

2 将洗净的麦芽与牛奶一起放入锅中，开火熬煮。

3 粥将成时放少许盐，熬成稠状，盛在干净的碗里。

4 香蕉去皮，切块；蓝莓洗净，待用。

5 把切好的香蕉和洗净的蓝莓撒在粥上，蓝莓香蕉牛奶羹即成。

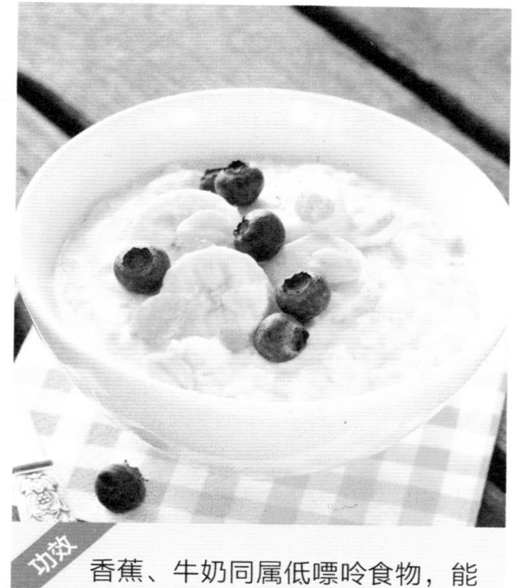

功效 香蕉、牛奶同属低嘌呤食物，能为痛风患者提供丰富的营养。

功效 本品可降低人体内的血脂含量，促进尿酸排出，适合痛风患者饮用。

香蕉牛奶

原料

香蕉2根，牛奶200毫升，蜂蜜适量

制作

1 将香蕉去皮，将果肉切成均匀的小块状。

2 将切好的香蕉块倒入备好的榨汁机中。

3 将备好的牛奶及蜂蜜倒入榨汁机中，盖上盖子。

4 启动榨汁机，进行榨汁。

5 把榨好的汁液倒入干净的杯子中，即可食用。

木瓜

【调理关键词】缓解关节疼痛

【酸碱性】属于碱性食物

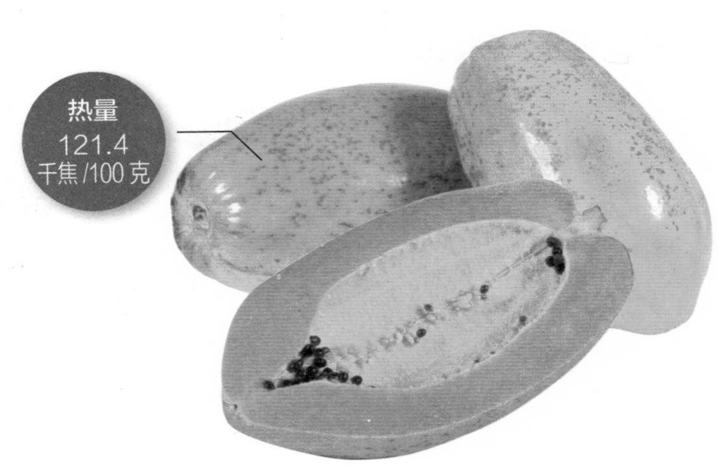

调理痛风的食疗吃法

木瓜可以直接食用果肉，也可以榨汁后制成果汁饮用，又或者制成果胶、果脯、果干等，还可以搭配肉类炖汤，或者搭配其他合适的食材泡茶来食用。

对痛风的食疗功效

木瓜含有丰富的维生素C，能促进尿酸的排出，对痛风患者有益；此外，木瓜还能舒筋活络、净化血液，能有效缓解痛风引起的关节肿痛、肌肉麻木等不适症状。

食用注意

体质虚弱及脾胃虚寒的人不要食用经过冰冻后的木瓜。有过敏体质者要慎吃木瓜，以免造成身体伤害。此外，木瓜中的番木瓜碱对人体有微毒，因此即便是正常健康的人每次食量也不宜过多，多吃会损筋骨、损腰部和膝盖力气。

宜

木瓜＋牛奶 → 平肝和胃
木瓜＋莲子 → 清心润肺、健胃
木瓜＋银耳 → 滋养皮肤、美容

忌

木瓜＋虾 → 产生有毒物质
木瓜＋胡萝卜 → 破坏维生素C
木瓜＋南瓜 → 降低营养价值

木瓜汁

原料

木瓜1个，橙子1个，蜂蜜适量

制作

1　用清水将木瓜洗干净，削皮，去子，将果肉切成小块，待用。

2　将橙子去皮，剥成瓣，待用。

3　把切好的木瓜和剥好的橙子一同放入备好的榨汁机中，并加入适量的蜂蜜，盖上盖。

4　启动榨汁机，将木瓜和橙子压榨成汁，然后将榨好的果汁倒入干净的杯子中，即可饮用。

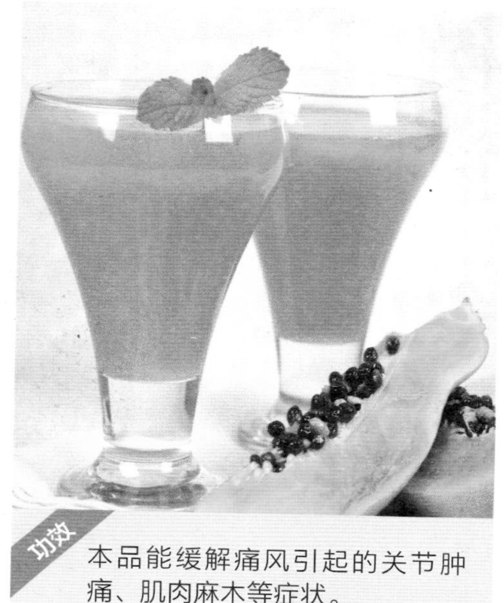

功效　本品能缓解痛风引起的关节肿痛、肌肉麻木等症状。

木瓜炖奶

原料

木瓜1个，鲜奶250毫升，冰糖10克

制作

1　先将木瓜切开一小块后，然后用小刀去掉瓜子，使中心掏空，制成木瓜盅。

2　将鲜奶、冰糖放入木瓜盅内。

3　将木瓜盅放到蒸锅内，用中火蒸约 20 分钟后关火，静置 2 分钟。

4　将木瓜盅取出，放入备好的盘中，即可食用。

功效　本品香浓甘甜，可提供丰富的营养，并防治痛风。

樱桃

【调理关键词】促进血液循环

【酸碱性】属于碱性食物

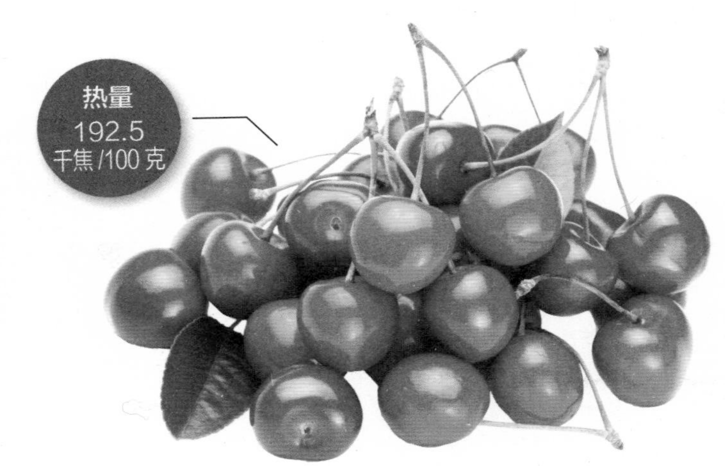

调理痛风的食疗吃法

樱桃可以直接吃，也可制成水果沙拉、罐头或配菜食用。樱桃适宜和牛奶同食，这种食用搭配比较适合痛风患者。此外，在服药时请停止食用樱桃。

对痛风的食疗功效

樱桃对消除肌肉酸痛和发炎十分有效。樱桃富含花青素、花色素及维生素E等，可促进血液循环，有助于尿酸的排泄，缓解因痛风、关节炎所引起的不适，是有效的抗氧化剂。

食用注意

有溃疡症状者、上火者慎食；糖尿病者忌食；热性病及虚热咳嗽者忌食；肾病患者忌食。此外，樱桃仁中含氰甙，在肠胃消化时会水解产生氢氰酸，切勿摄入樱桃核过多，否则很容易出现中毒症状。

宜
- 樱桃＋蜂蜜 → 补中益气
- 樱桃＋桂圆 → 补肝益气
- 樱桃＋米酒 → 祛风活血

忌
- 樱桃＋牛肝 → 破坏维生素C
- 樱桃＋胡萝卜 → 降低营养价值
- 樱桃＋黄瓜 → 破坏维生素C

樱桃汁

原料

樱桃 100 克，凉白开水 200 毫升，蜂蜜适量

制作

1 将樱桃去蒂，用清水洗干净，沥干水分，待用。

2 把洗好的樱桃和备好的凉白开水倒入榨汁机中。

3 启动榨汁机，将樱桃搅打成汁。

4 将樱桃汁过滤倒入干净的杯中，然后加入蜂蜜搅拌即可。

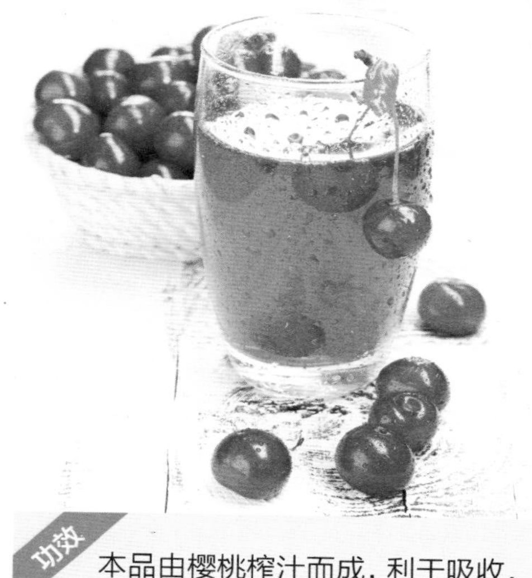

功效 本品由樱桃榨汁而成，利于吸收，适合体弱的痛风病患者。

功效 本品味美，可缓解痛风、关节炎引起的不适。

糖水泡樱桃

原料

樱桃 500 克，冰糖适量，盐少许

制作

1 洗净樱桃，去蒂，然后放在盆中，倒入清水，没过樱桃。

2 撒一点儿盐将樱桃浸泡 10 分钟，然后捞出，冲洗干净，待用。

3 将冰糖溶入干净的水里，放入樱桃，使糖水没过樱桃。

4 待糖水浸渍樱桃约 2 个小时，捞起樱桃，沥干水分，装入盘中，即可食用。

猕猴桃

【调理关键词】调节血糖血脂

【酸碱性】属于强碱性食物

热量
255.3
千焦/100克

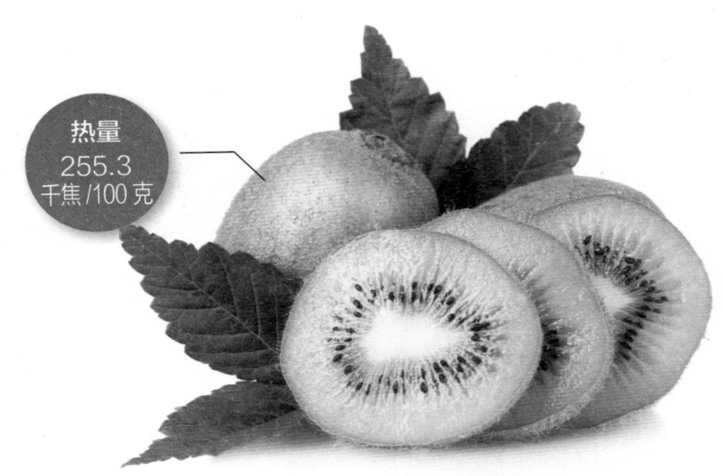

调理痛风的食疗吃法

猕猴桃可以直接食用果肉，或去皮后切成小块，放入榨汁机中，榨汁饮用；还可以将猕猴桃做成果酱、果脯，酿制成猕猴桃酒等食品来食用。

对痛风的食疗功效

猕猴桃富含精氨酸，能够有效地改善血液流动，阻止血栓的形成，对降低冠心病、高血压、心肌梗死、动脉粥样硬化等心血管疾病的发病率有特别功效，能够预防痛风并发高血压、心脏病等。

食用注意

猕猴桃性寒，易引起腹泻，正常健康的人也不宜过多食用，特别是脾胃虚寒的人要尽量少吃，先兆性流产、月经过多和尿频者则要忌食。此外，猕猴桃与牛奶不可同食，否则会影响消化吸收，导致出现腹胀、腹痛、腹泻。

宜
猕猴桃＋酸奶 → 止渴利尿
猕猴桃＋芹菜 → 利尿降血脂
猕猴桃＋生姜 → 清热和胃

忌
猕猴桃＋牛奶 → 引起腹痛、腹泻
猕猴桃＋黄瓜 → 破坏维生素C
猕猴桃＋肝脏 → 破坏维生素C

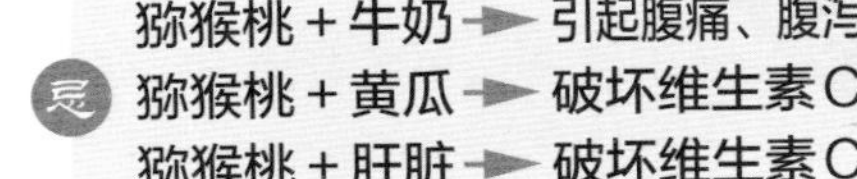

猕猴桃雪糕

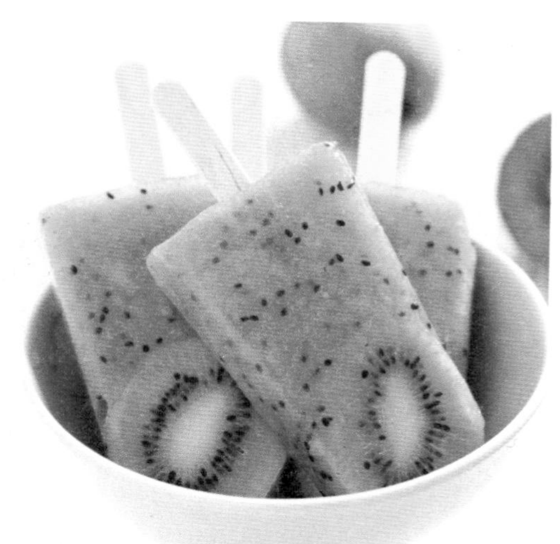

原料

猕猴桃 4 个，老酸奶约 200 毫升，蜂蜜适量

制作

1 猕猴桃去皮，用清水洗净，取其中一个切成片，其余三个切成块。

2 将猕猴桃块、蜂蜜和酸奶一同倒入榨汁机中，盖上盖。

3 启动榨汁机，将猕猴桃压榨成果汁，倒入干净的杯子中，待用。

4 把猕猴桃片放入模具中，再把果汁倒入模具中，放入冰箱，冰冻 2 小时后取出即可。

功效

本品酸甜爽口，但嘌呤含量稍高，痛风并发糖尿病患者宜少食。

芹菜猕猴桃梨汁

原料

芹菜 45 克，猕猴桃 70 克，雪梨 95 克，蜂蜜少许，纯净水适量

制作

1 芹菜洗净，切成小段；雪梨洗净切成小块；猕猴桃洗净，去皮，果肉切丁。

2 取备好的榨汁机，选择搅拌刀座组合，倒入切好的食材，注入适量纯净水，盖好盖子。

3 选择“榨汁”功能，榨取果汁。

4 将榨好的果汁倒入杯中，调入蜂蜜即可。

功效

本品由三种蔬果榨汁而成，适合痛风并发高血压患者饮用。

杨梅

【调理关键词】增强免疫力

【酸碱性】属于强碱性食物

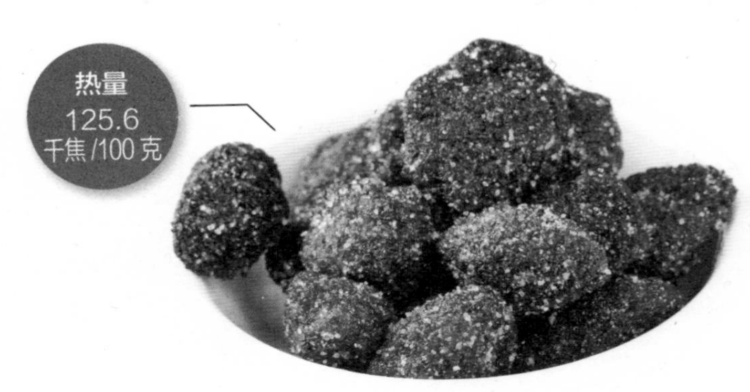

调理痛风的食疗吃法

杨梅可以直接洗净后食用，或者榨成果汁、熬成杨梅汤饮用，或者制成果脯，酿制成酒食用。但对防治痛风患者而言，食用杨梅最好还是喝杨梅汁或者杨梅汤。

对痛风的食疗功效

杨梅内含丰富的蛋白质、铁、镁、铜和维生素C、柠檬酸等多种有益成分，营养十分丰富。杨梅可以增强毛细血管的通透性，降低血脂，养胃健脾，利尿益肾，增强免疫力。对治疗痛风有良好的辅助作用。

食用注意

胃肠道功能不佳者应谨慎食用杨梅；牙痛、上火、糖尿病人也应谨慎食用，而且食用后要立即刷牙或漱口。因为杨梅对胃黏膜有一定的刺激作用，故溃疡病患者要慎食。即便是健康正常的人，若过多食用，也会容易引发生疮、生痰等症状。

宜

杨梅＋蜂蜜 → 生津润泽

杨梅＋白糖 → 易于被人体吸收

杨梅＋马蹄 → 营养丰富

忌

杨梅＋葱 → 气壅胸闷

杨梅＋鸭肉 → 中毒

杨梅＋牛奶 → 影响营养吸收

梦幻杨梅汁

原料

杨梅 100 克，白糖 15 克，纯净水适量

制作

1　洗净的杨梅取果肉切小块。

2　取出备好的榨汁机，倒入洗净切好的杨梅果肉。

3　加入少许白糖，注入适量纯净水，盖好盖子。

4　选择“榨汁”功能，榨取果汁。

5　断电后将榨好的杨梅汁过滤装入干净的杯中，即可食用。

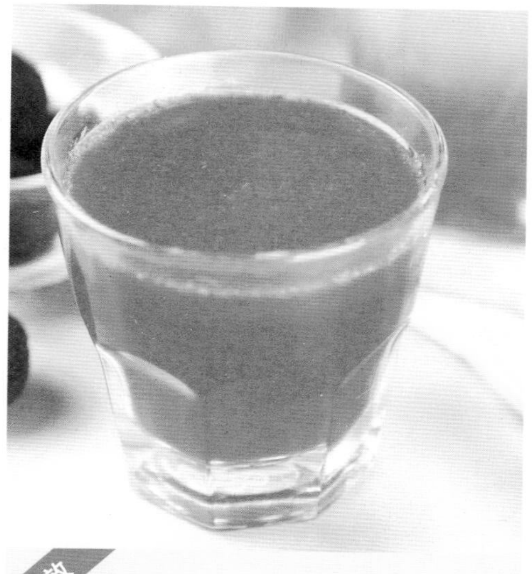

功效

本品用杨梅榨汁而成，但是杨梅嘌呤含量稍高，痛风患者要慎吃。

杨梅汁

原料

杨梅 60 克，凉开水适量，盐少许

制作

1　将杨梅用清水洗净，去核留肉，待用。

2　取杨梅肉和少量凉开水放入备好的榨汁机中，盖上盖，启动榨汁机，榨出杨梅汁。

3　将榨好的杨梅汁倒入备好的干净的杯子中。

4　再将少许盐与杨梅汁搅拌均匀，即可饮用。

功效

本品味道甜美，痛风者宜少吃，痛风病并发糖尿病者则不宜饮用。

火龙果

【调理关键词】降低血液的酸度

【酸碱性】属于碱性食物

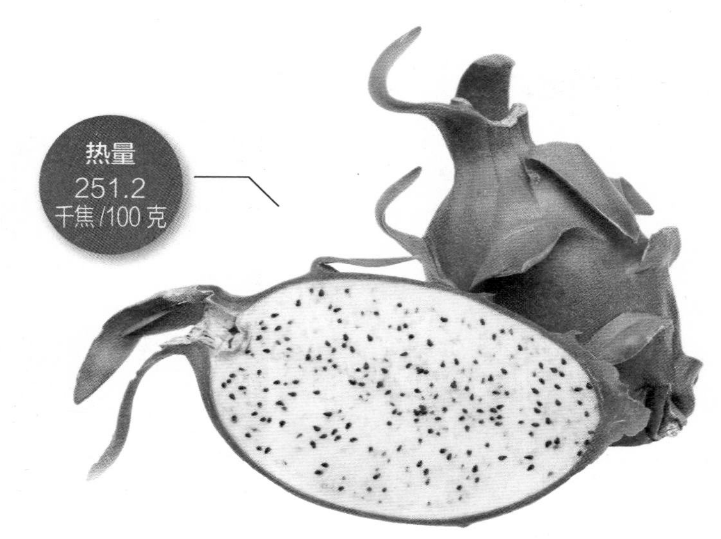

调理痛风的食疗吃法

火龙果可以生吃，也可以去皮后取肉切成小块，放入搅拌器中榨成果汁，直接饮用或做成冰淇淋、果冻食用。还可以把火龙果做成果酱、沙拉，把火龙果的果茎及果皮洗净搭配海鲜及肉类清炒做成菜肴。

对痛风的食疗功效

火龙果中含有丰富的蛋白质、膳食纤维、维生素、铁、水溶性膳食纤维等，能有效减少人体内的胆固醇，并降低血液和尿液的酸度，促进尿酸排出，对痛风患者有利。

食用注意

一般人皆可食用，但每次不宜过多食用，以半个为佳，以免上火。体质虚冷的人，应少吃火龙果，而且以适量饮用非冰冻的火龙果汁为宜。此外，女性在月经期间，不宜食用火龙果。

宜

火龙果＋苹果 → 健脾益胃

火龙果＋香蕉 → 健脑益智

火龙果＋枸杞子 → 补血养颜

忌

火龙果＋鲜贝 → 产生有毒物质

火龙果＋山楂 → 引起消化不良

火龙果＋南瓜 → 破坏维生素C

火龙果汁

原料

火龙果 1 个，橄榄油 5 毫升，薄荷叶少许

制作

1 将火龙果去皮，取果肉切丁后冲洗干净，待用。

2 将切好洗净的火龙果放入榨汁机中，加入橄榄油，盖上盖。

3 启动榨汁机，将火龙果压榨成汁后，将榨好的果汁倒入备好的干净的杯子中，或加入一块薄荷叶做装饰，即可饮用。

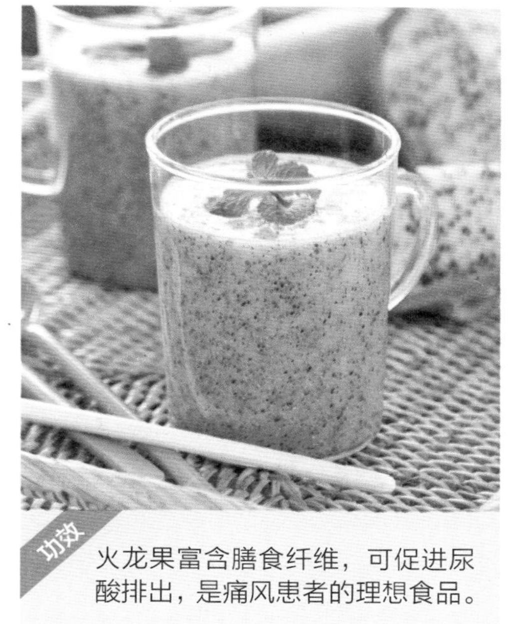

功效 火龙果富含膳食纤维，可促进尿酸排出，是痛风患者的理想食品。

火龙果水果拼盘

原料

火龙果 1 个，红苹果、青苹果各 1 个，菠萝 1/4 个，盐适量

制作

1 火龙果去皮，切成丁，待用。

2 菠萝去皮，用盐水将果肉泡 10 分钟，再捞起，沥干盐水，切丁。

3 红苹果、青苹果泡一下水，拿起来加少许盐在苹果表面轻轻搓均匀，再把苹果冲洗干净，去蒂去核，切成块。

4 把水果装盘，混合均匀即可。

功效 菠萝、苹果都可促进尿酸的排泄，对防治痛风并发肥胖症有疗效。

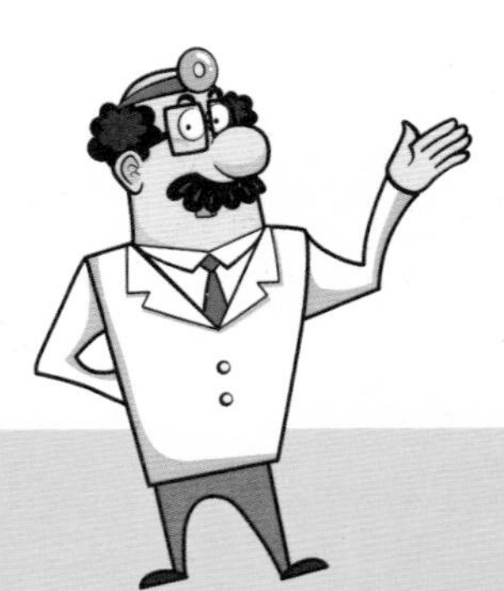

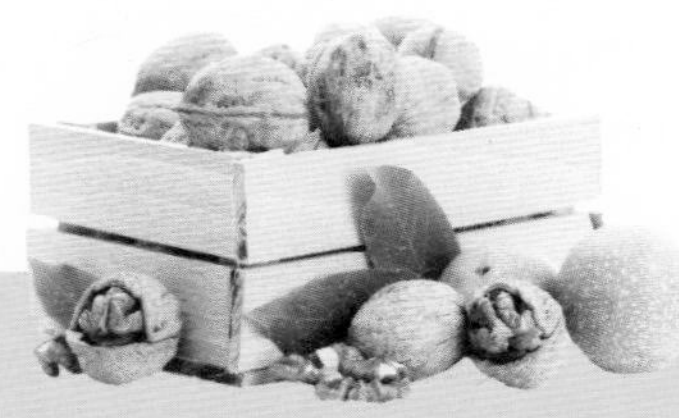

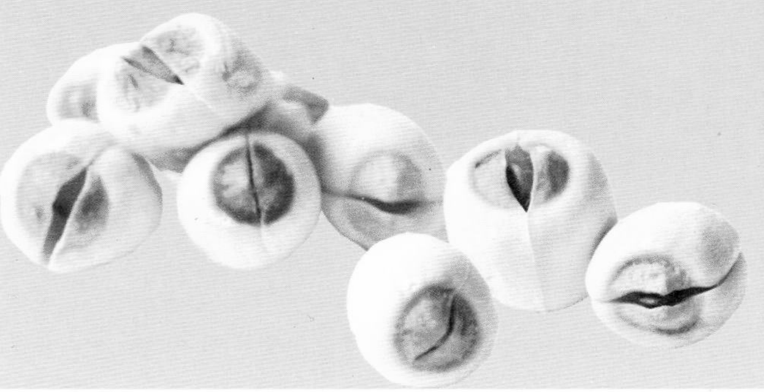

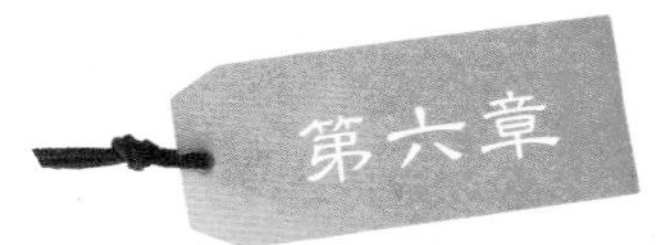

第六章 学会吃干果类

干果，如核桃、板栗、莲子等，集蔬果与粮食的营养成分于一身，营养价值相当高。大部分干果偏中碱性，嘌呤含量相对较低，可平衡尿酸偏高的情况。干果富含不饱和脂肪酸，对心血管疾病有很好的防治效果。因此，干果类食物非常适合痛风及痛风并发症患者适当食用。

本章节将为您分析干果类食物的营养成分及膳食方式，为您的健康生活保驾护航！

核桃

【调理关键词】促进尿酸排泄

【酸碱性】属于酸性食物

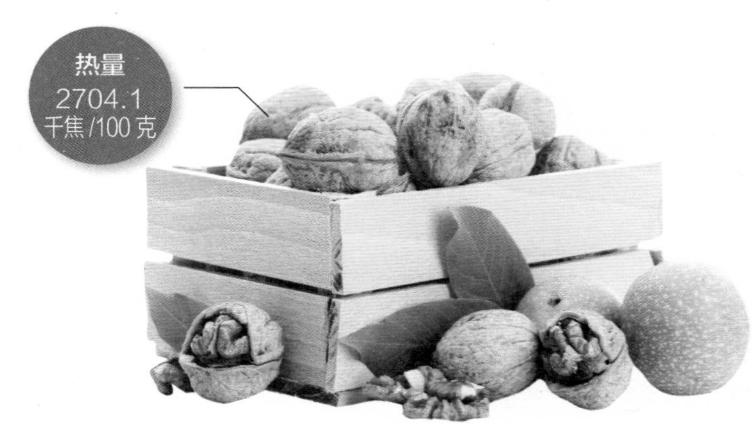

调理痛风的食疗吃法

核桃可生食，煮食，炒食，蜜炙，油炸，制作糕点等。吃核桃时，建议不要将核桃仁表面的褐色薄皮剥掉，这样会损失一部分营养。

对痛风的食疗功效

核桃的嘌呤含量比较低，而其中所含丰富的磷脂和赖氨酸，能有效补充脑部营养，健脑益智。核桃含有亚油酸和大量的维生素E，可减少皮肤病、动脉粥样硬化、高血压、心脏病等疾病的发病率，并且促进尿酸的排泄，防治痛风并发糖尿病等。

食用注意

核桃仁油腻滑肠，泄泻者慎食；此外，核桃仁易生痰动风助火，痰热喘嗽及阴虚有热者忌食。虽然核桃营养丰富，但即便是身体健康的人一次也不宜吃太多，过多食用容易导致腹泻。

宜

核桃＋大蒜 → 益肾健脑

核桃＋芹菜 → 补脾胃、益肝肾

核桃＋大枣 → 美容养颜

忌

核桃＋白酒 → 导致血热

核桃＋黄豆 → 引发腹痛、腹胀

核桃＋茯苓 → 削弱药效

小蒜拌核桃仁

原料

核桃200克，蒜泥20克，盐3克，葱少许

制作

1 核桃去壳取肉，待用。
2 用清水将葱洗干净，切成小段，待用。
3 将核桃肉与备好的蒜泥一起放入干净的盘中。
4 加入盐，搅拌均匀。
5 在拌好的食材上均匀地撒上切好的葱段，即可。

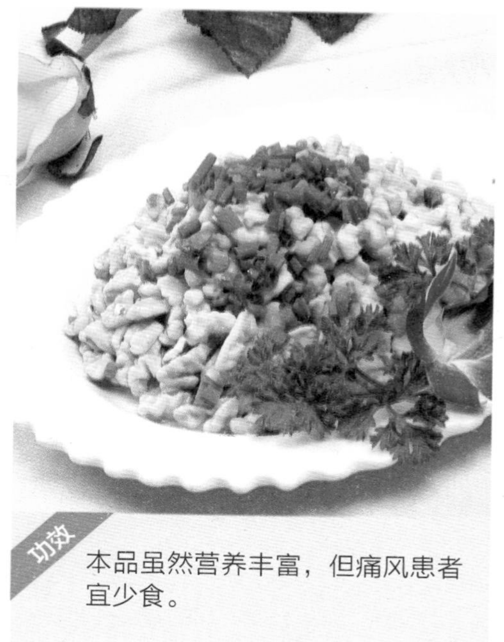

功效 本品虽然营养丰富，但痛风患者宜少食。

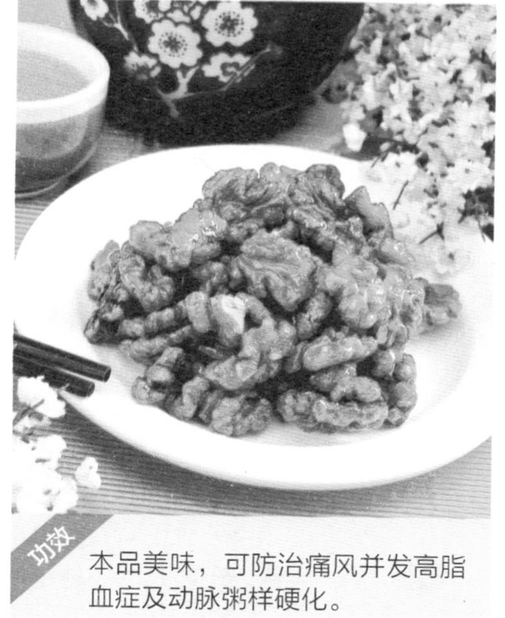

功效 本品美味，可防治痛风并发高脂血症及动脉粥样硬化。

琥珀桃仁

原料

核桃 250 克，酱油、盐、食用油各适量

制作

1 将核桃去壳，取出核仁肉。
2 净锅置于火上，下油烧热，然后下入核桃仁微炸。
3 将炸好的核桃仁捞出，沥干油，凉凉后放入干净的碗内。
4 往炸好的核桃仁中加入适量的酱油、盐，搅拌匀后，装入干净的盘中，即可食用。

板栗

【调理关键词】碱化尿液

【酸碱性】属于碱性食物

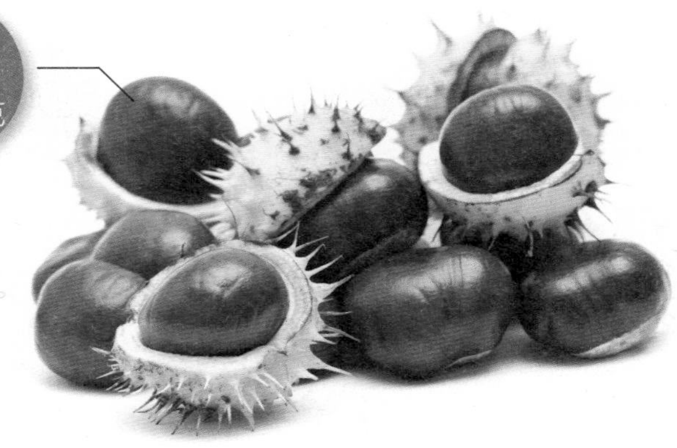

调理痛风的食疗吃法

板栗的食用方法很多，生熟皆可，但熟食对人体更好。板栗可以炒，可以做糖醋栗子，可以与其他食材譬如鸡肉一起炖汤。板栗还可以与大米熬煮，或烹制菜肴。

对痛风的食疗功效

板栗中维生素C、不饱和脂肪酸、钾的含量丰富，有很好的预防癌症、降低胆固醇、防止血栓的作用，并能促进体内电解质平衡，利于尿酸盐的溶解和排泄。而板栗中的嘌呤物质含量不高，适量食用可给痛风患者提供良好的营养成分。

食用注意

板栗“生极难化，熟易滞气”，所以，脾胃虚弱、消化不良者不宜多食。而且，板栗含淀粉较高，过多食用容易造成肥胖。饭后当零食，适量食用，有利于健康。此外，发霉的板栗会引起中毒，因此变质的板栗绝对不能吃。

宜

板栗＋鸡肉 → 补肾虚益脾胃

板栗＋大枣 → 补肾虚、治腰痛

板栗＋蜂蜜 → 清热解毒

忌

板栗＋牛肉 → 降低营养价值

板栗＋羊肉 → 不宜消化

板栗＋杏仁 → 引起胃痛

板栗饭

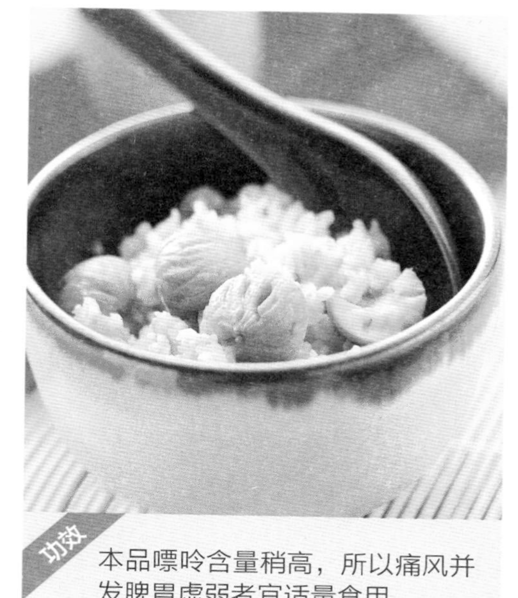

原料

去壳生板栗20克（约6个），胚芽米60克，盐适量

制作

1 用清水将胚芽米洗净。

2 将板栗洗净后泡在热水中，剥去外层薄膜。

3 将板栗放入胚芽米中，一起用清水浸泡约30分钟。

4 将板栗、胚芽米置入饭锅中，插电煮至将熟，加入盐，再煮至熟透即可。

功效 本品嘌呤含量稍高，所以痛风并发脾胃虚弱者宜适量食用。

板栗酱汁鸡

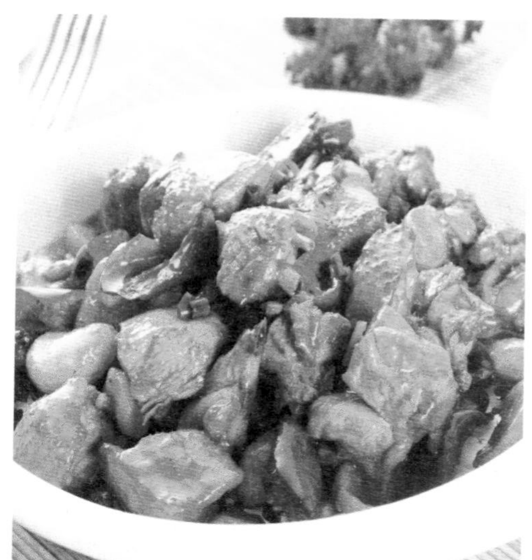

原料

鸡肉200克，青、红椒各2个，板栗适量，葱花少许，盐、酱油、蒜、食用油各适量

制作

1 鸡肉洗净，切成小块；板栗煮熟，取肉备用；青、红椒洗净，切片；蒜洗净，去皮。

2 热锅下油，放入青椒、红椒、蒜爆香，下入鸡块炒至变色，放入板栗和适量水，稍焖。

3 再加入盐、酱油调味，再撒上葱花即可。

功效 本品营养丰富，鸡肉嘌呤含量稍高，非急性发作期的痛风者可适量食用。

莲子

【调理关键词】利于尿酸盐溶解

【酸碱性】属于碱性食物

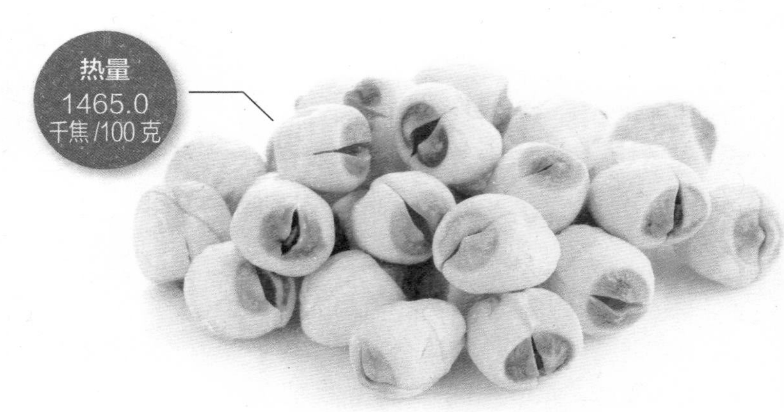

调理痛风的食疗吃法

莲子可以直接鲜食，也可炖汤熬粥，做甜食、糕点、蜜饯等，还可以泡茶饮用。烹饪莲子前，可以将莲心去除，以免有苦味，但莲心本身有很好的安神功效，如能接受苦味，可以保留，一起烹饪。

对痛风的食疗功效

莲子富含磷，是细胞核蛋白的主要组成部分，帮助机体进行蛋白质、脂肪、糖类代谢，并维持酸碱平衡。莲子中的钙、磷和钾含量非常丰富，也有助于体内尿酸盐的溶解与排泄，并促进体内代谢。这对防治痛风有一定的辅助作用。

食用注意

变黄发霉的莲子不要食用。莲子是滋补之品，但是便秘和脘腹胀闷者不适合食用。而食用莲子期间，保持良好的作息习惯，避免熬夜，不吃辛辣或者刺激性食物，积极做运动，可以达到更好的食疗效果。

宜

莲子＋酱油 → 养心润肺
莲子＋鸭肉 → 补肾健脾、养阴
莲子＋枸杞子 → 乌发明目

忌

莲子＋蟹 → 产生不良反应
莲子＋虾 → 产生不良反应
莲子＋牛奶 → 加重便秘

辣味莲子

原料

莲子200克，盐、辣椒油各适量

制作

1 将莲子去皮，去莲心，用清水洗干净，待用。

2 净锅置于火上，加入适量清水，烧开。

3 将莲子放入开水中焯透，捞出，沥干水分，装入干净的盘中。

4 加入适量的盐、辣椒油，搅拌均匀，即可食用。

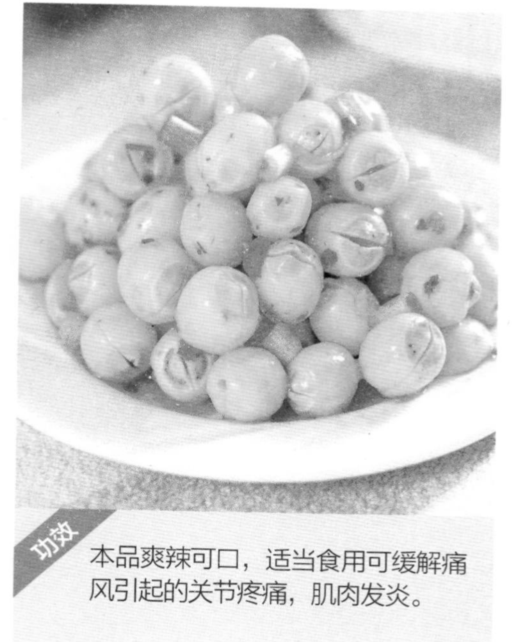

功效 本品爽辣可口，适当食用可缓解痛风引起的关节疼痛，肌肉发炎。

功效 本品可减少游离的嘌呤，养心润肺，可防治痛风并发心血管疾病。

葱花莲子

原料

莲子100克，盐、酱油、葱花各适量

制作

1 莲子去皮，用清水洗干净。

2 净锅置于火上，加入适量的清水，烧开。

3 将莲子放入沸水中焯熟，捞出，装入干净的盘中。

4 加入适量的盐、酱油，拌匀，撒上葱花即可。

腰果

【调理关键词】清除胆固醇

【酸碱性】属于碱性食物

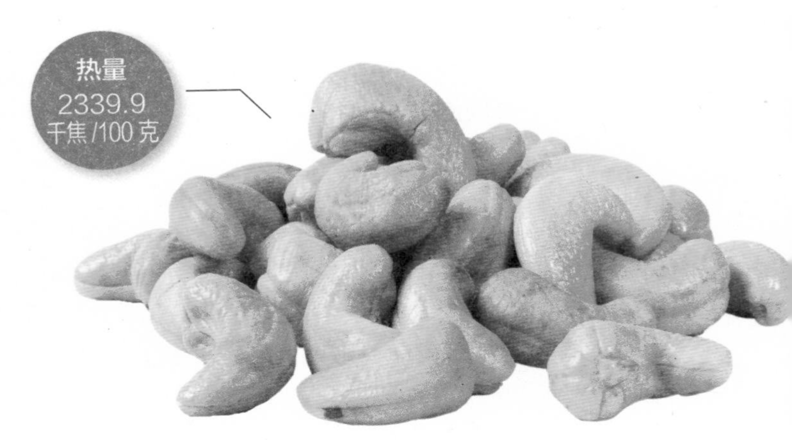

调理痛风的食疗吃法

腰果仁可以当作零食直接食用，也可以炸食或与其他食材一起做菜，还可以煮汤，煲粥。但腰果本身嘌呤含量稍高，痛风患者不宜多食。

对痛风的食疗功效

腰果中的脂肪成分主要是不饱和脂肪酸，有很好的软化血管的作用，对保护血管、防治心血管疾病大有益处。腰果还含有丰富的镁、钾、硒等矿物质，能清除体内多余的胆固醇，有利于防治痛风并发心血管疾病。

食用注意

有些过敏严重的人吃一两粒腰果，会引起过敏性休克。所以，有过敏体质的人慎吃或不要吃腰果，以免引起过敏反应。此外，腰果含油脂丰富，因此，不适合胆功能严重不良者食用。

宜

腰果＋香油 → 降低血压

腰果＋薏米 → 安神、润肺腑

腰果＋茯苓 → 补润五脏

忌

腰果＋虾仁 → 导致高钾血症

腰果＋鸡蛋 → 导致腹痛、腹泻

腰果＋柿子 → 导致腹泻

香油腰果

原料

腰果 150 克，盐、香油各适量

制作

1 用清水将腰果洗干净，待用。

2 锅中加入适量的清水，用大火烧开，下入腰果，煮至其熟透。

3 将煮熟的腰果捞出，沥干水分，放入干净的盘中。

4 给煮熟的腰果调入盐，再淋入香油，充分搅拌均匀，即可食用。

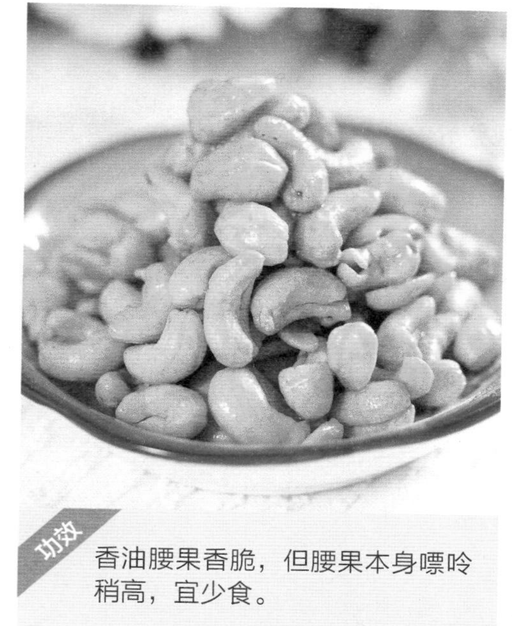

功效 香油腰果香脆，但腰果本身嘌呤稍高，宜少食。

腰果莴笋炒山药

原料

腰果 60 克，铁棍山药 150 克，莴笋 200 克，胡萝卜 100 克，蒜末、葱段、盐、水淀粉、食用油各适量

制作

1 山药去皮，切块；胡萝卜去皮，切滚刀块；莴笋洗净，切滚刀块。

2 锅中注水烧开，加少许盐、胡萝卜、莴笋、山药，拌匀煮熟，捞出。

3 热锅注油，放入腰果，炸熟，捞出。

4 锅底留油，放入蒜末、葱段爆香，放入焯过水的材料翻炒，放盐、水淀粉、腰果炒匀，装盘。

功效 本品利于防治痛风并发心血管病，但嘌呤稍高，痛风患者不宜多食。

花生

【调理关键词】有利于尿素溶解

【酸碱性】属于碱性食物

热量
2402.7
千焦/100克

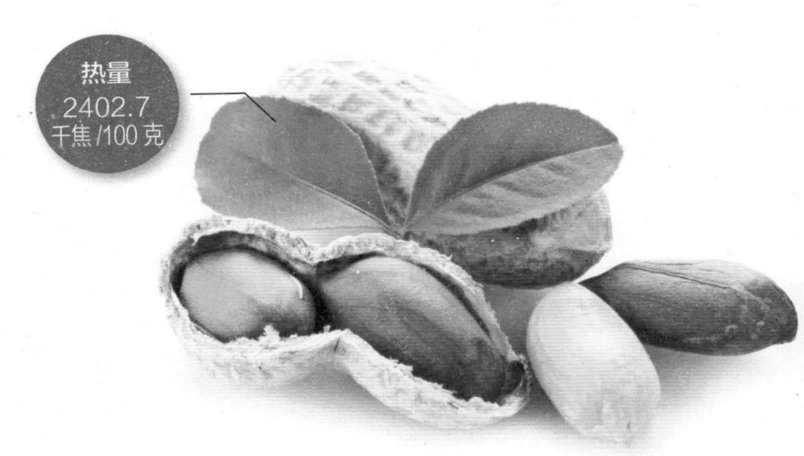

调理痛风的食疗吃法

花生可以直接生吃，也可炖、煮、炒、炸、煎汤来食用。其中炖食效果最佳，可最大保留花生的营养素，不温不火，易于消化，而油炸则很容易导致上火。将花生与芝麻、大米等熬煮成粥，有很好的营养价值。

对痛风的食疗功效

花生含有大量的糖类、多种维生素、不饱和脂肪酸及卵磷脂和钙、铁、钾等20多种矿物质元素，能降低胆固醇含量，促进尿酸盐溶解，达到很好的降血压、降血糖的效果。但花生嘌呤含量较高，不宜多食。

食用注意

花生霉变后含有大量致癌物质——黄曲霉素，所以霉变的花生制品忌食。花生富含油脂和蛋白质，体寒湿滞、肠滑便泄者不宜食用。此外，花生含凝血因子，会使血瘀不散，加重水肿，故跌打损伤者不宜食用。

宜

花生＋陈醋 → 增强免疫力
花生＋丝瓜 → 预防心血管疾病
花生＋猪蹄 → 增气血、补乳

忌

花生＋螃蟹 → 导致肠胃不适
花生＋蕨菜 → 腹泻、消化不良
花生＋肉桂 → 降低营养

陈醋花生

原料

花生米 150 克，黄瓜、洋葱、胡萝卜各少许，盐 3 克，陈醋 6 毫升、食用油适量

制作

1 将花生米洗干净，沥干，待用。

2 用清水将黄瓜、洋葱分别洗干净，切片，装好待用。

3 将胡萝卜清洗干净，切丁待用。

4 油锅烧热，放入花生米炸至表皮变色后，捞出沥油，入盘。

5 再把黄瓜、洋葱、胡萝卜放入盘中，加盐、陈醋拌匀即可。

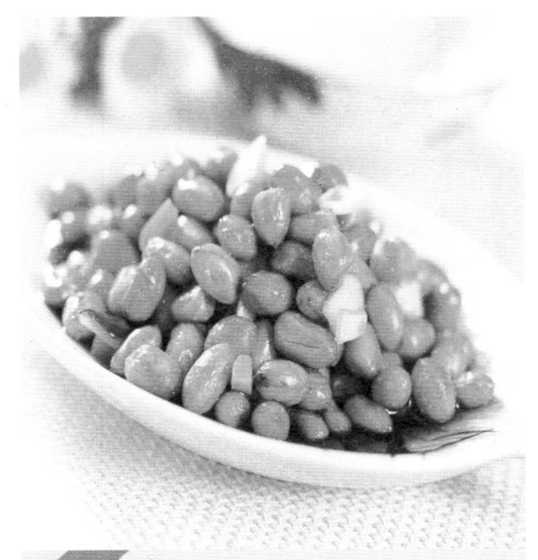

功效　本品风味独特，开胃消食，对防治痛风有一定的辅助作用。

功效　本品香爽味足，营养丰富，痛风患者宜适量食用。

老醋四样

原料

花生米 100 克，丝瓜、黑木耳、鸡枞、红椒、熟芝麻各适量，盐 3 克，醋 15 毫升，香菜少许

制作

1 花生米洗净；丝瓜去皮，洗净切条；黑木耳洗净，泡发撕片；鸡枞洗净，切薄片；红椒洗净切花。

2 锅中注水烧开，加花生米、丝瓜、黑木耳、鸡枞焯熟，捞出，入盘。

3 加入备好的盐、醋搅拌均匀，撒上香菜、红椒、熟芝麻，即可食用。

甜杏仁

【调理关键词】调节体内的酸碱度

【酸碱性】属于碱性食物

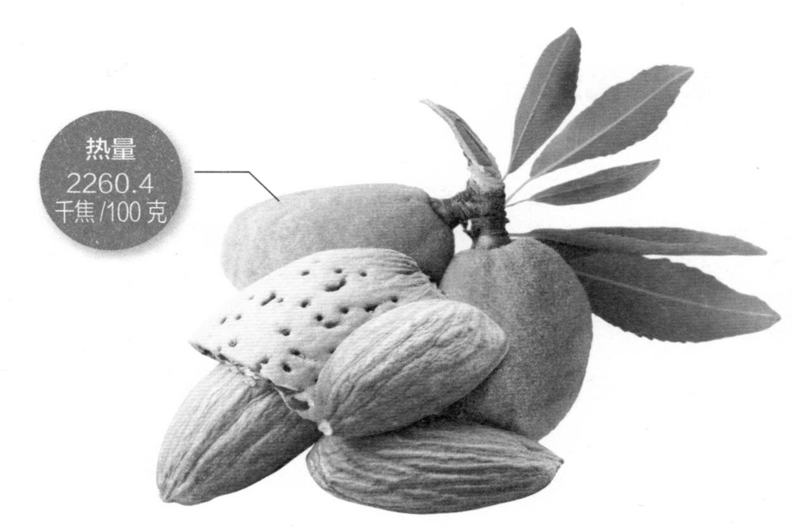

调理痛风的食疗吃法

甜杏仁可以用盐水泡一泡，然后烘焙好了吃，也可以熬粥食用，还可以磨成粉末做成杏仁糊食用；此外，还可以做成蜜饯，煎汤等。而相对来说，杏仁糊的营养成分更加容易被人体消化吸收。

对痛风的食疗功效

甜杏仁富含不饱和脂肪酸、黄酮类和多酚类成分，可去除胆固醇，预防动脉粥样硬化、心脏病。甜杏仁内的脂肪油与挥发油，可改善皮肤血液状态，调节体内的酸碱度。但杏仁本身的嘌呤物质含量较高，多食对痛风患者而言会得不偿失。

食用注意

将杏仁制成饮料或浸泡水中数次后再吃，不但安全还有益健康。另外，杏仁含有微量的毒素，产妇、幼儿、糖尿病患者不宜食用，而痛风患者也不宜多吃，每天的食用量不宜超过 40 克。

宜

甜杏仁＋黄瓜 → 增强免疫力
甜杏仁＋豆腐 → 提神健脑
甜杏仁＋桔梗 → 止咳、祛痰

忌

甜杏仁＋猪肉 → 引起腹痛
甜杏仁＋菱角 → 不利于蛋白质吸收
甜杏仁＋狗肉 → 产生有害物质

杏仁大米豆浆

原料

杏仁 15 克，大米、黄豆各 30 克，白糖适量

制作

1 将黄豆用水泡软并洗净，备用。

2 用清水将大米淘洗干净，备用。

3 用清水将杏仁略泡，洗净备用。

4 将上述材料放入豆浆机中，加入适量清水，启动榨汁机，将食材搅打成豆浆，并煮熟。

5 将豆浆过滤倒入干净的碗中，加入白糖，调匀即可。

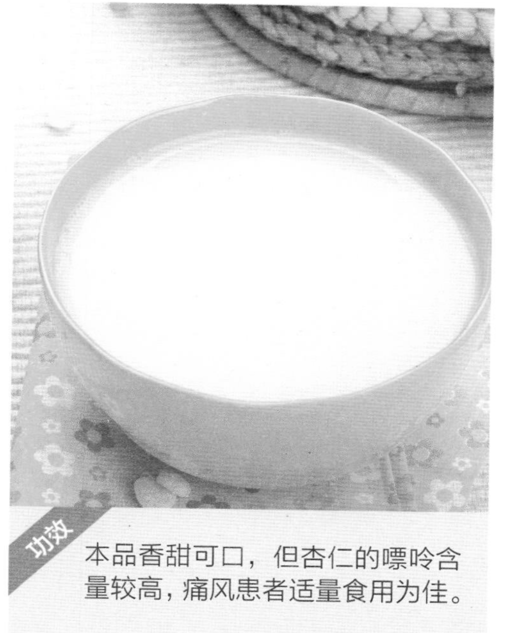

功效 本品香甜可口，但杏仁的嘌呤含量较高，痛风患者适量食用为佳。

豆腐杏仁花生粥

原料

豆腐、南杏仁、花生仁各 20 克，大米 110 克，葱花 1 克，盐 2 克

制作

1 将南杏仁、花生仁洗净，备用。

2 将豆腐洗净，切成小块，备用。

3 大米淘洗干净，用清水泡发半小时左右。

4 锅置于火上，注入适量清水后放入大米，用大火煮至米粒开花。

5 放南杏仁、豆腐、花生仁，煮至粥浓稠时，撒盐、葱花，即可食用。

功效 本品提神健脑，但嘌呤含量较高，少量食用可避免发生不良反应。

黑芝麻

【调理关键词】调节酸碱度

【酸碱性】属于碱性食物

热量 2339.9 千焦/100克

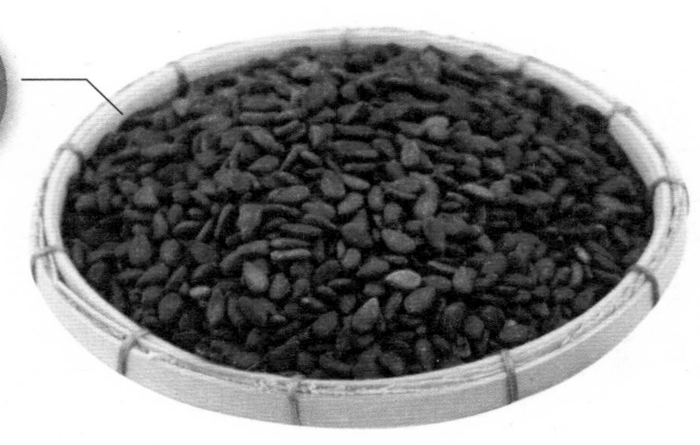

调理痛风的食疗吃法

黑芝麻可以直接生吃，也可以熟吃，但生吃不如熟吃获得的营养多。黑芝麻可以炒食，或者做成黑芝麻糊、黑芝麻酱、黑芝麻饼等，还可以熬粥来食用。

对痛风的食疗功效

黑芝麻富含蛋白质，铁，钙，磷，维生素A、维生素D、维生素B_1、维生素B_2、维生素E、棕榈酸，亚油酸，糖类，卵磷脂，芝麻素，芝麻酚等，可以促进胆固醇代谢，软化血管，并调节体内酸碱度，促进尿酸的排泄，对防治痛风有一定的辅助作用。

食用注意

黑芝麻仁外面有一层稍硬的蜡，把它碾碎后食用才可以使人体吸收到黑芝麻的营养，所以不要吃整粒的黑芝麻，而应加工之后再吃。此外，黑芝麻本身嘌呤含量较高，痛风患者不宜过多食用。

宜
- 黑芝麻＋花生 → 美容、抗衰老
- 黑芝麻＋面粉 → 降低血脂
- 黑芝麻＋核桃 → 改善睡眠

忌
- 黑芝麻＋巧克力 → 影响消化
- 黑芝麻＋鸡肉 → 降低营养

黑芝麻花生粥

原料

黑芝麻 50 克，花生米、南杏仁各 25 克，大米 60 克，葱 8 克，白糖 4 克

制作

1 用清水将大米泡发，洗净备用。
2 用水将黑芝麻、花生米、南杏仁均洗净。
3 葱洗净，切成葱花，备用。
4 净锅置于火上，加入水、大米、花生米、南杏仁一同煮开。
5 加入黑芝麻煮至浓稠状，调入白糖拌匀，撒葱花即可。

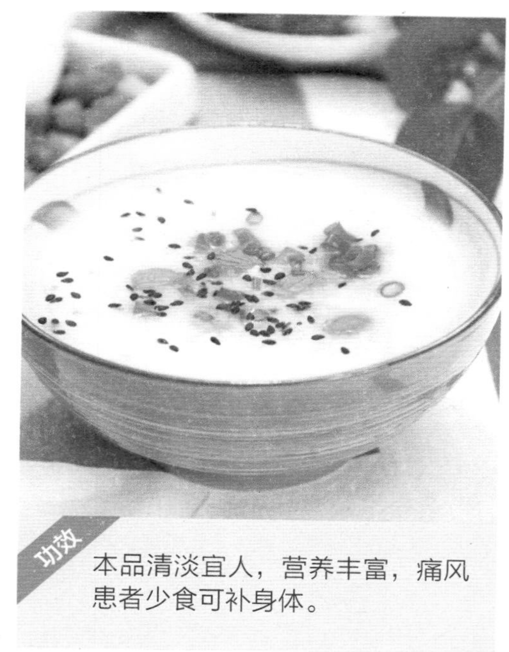

功效

本品清淡宜人，营养丰富，痛风患者少食可补身体。

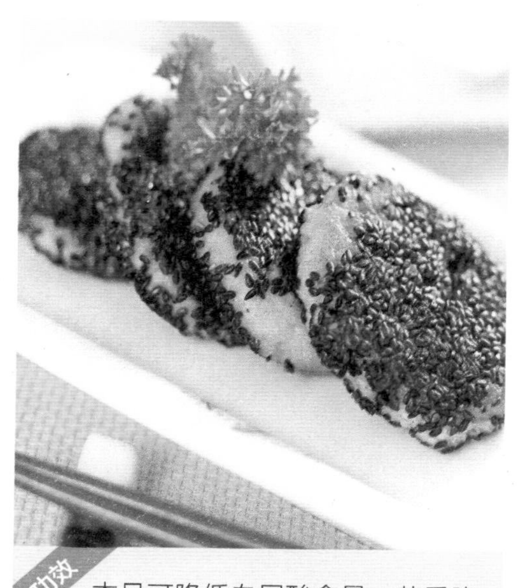

功效

本品可降低血尿酸含量，芳香脆酥，热量很高，宜适量食用。

黑芝麻煎饼

原料

面粉 80 克，黑芝麻 75 克，猪瘦肉少许，盐 3 克

制作

1 用清水将猪肉洗净，剁成肉末，加入盐调好味。
2 在肉末内加入面粉，和匀，做成饼状。
3 在饼上均匀地裹上黑芝麻粒。
4 将裹上黑芝麻粒的饼块放入锅中，煎好，装盘即可。

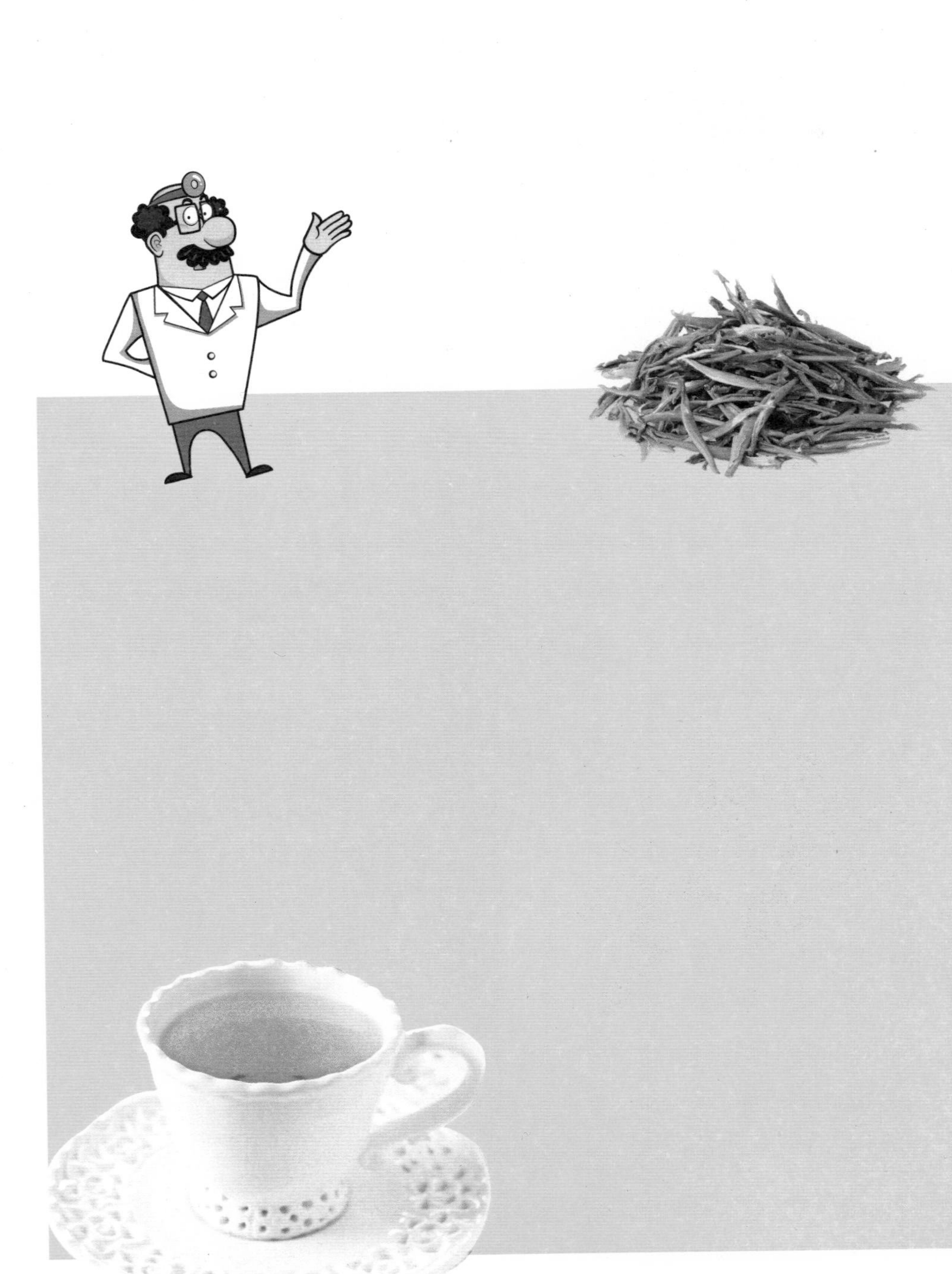

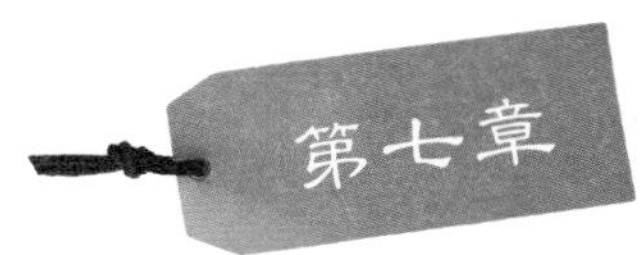

饮品类

痛风患者不仅要对吃的上心，喝的也要特别注意。有些饮品中含有膳食纤维、维生素、无机盐等人体必需的营养成分。因此饮料对痛风患者的作用是不容忽视的。

本章节详细介绍了痛风患者在日常饮品上应该多喝、少喝、忌喝的饮品。

牛奶

【调理关键词】降压降脂，利尿

【酸碱性】属于碱性食物

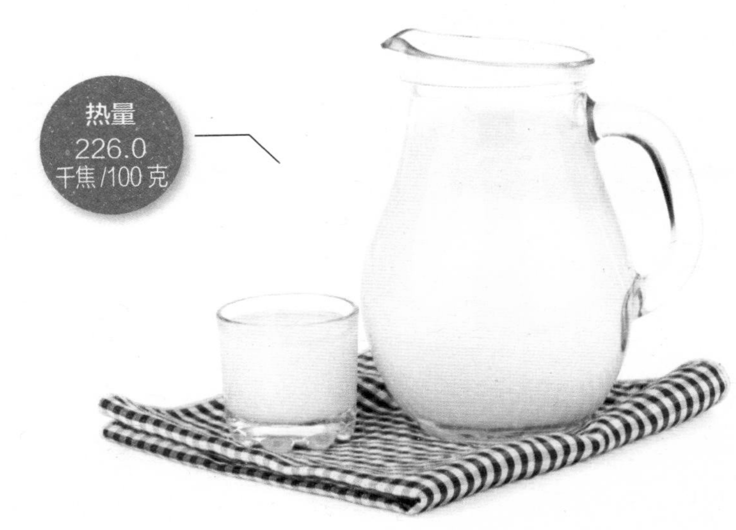

调理痛风的食疗吃法

真空包装的牛奶可以直接饮用，每天宜饮250~300毫升。如果需要加热，加热的时候不要煮沸，将要沸腾的时候马上离开火，然后再加热，这样重复两三次，既能保证营养又能杀菌。

对痛风的食疗功效

牛奶营养丰富，其丰富的维生素B_2，可促进皮肤的新陈代谢。牛奶富含钙及其他矿物质，能够为痛风患者补充充足的钙质，增强免疫力，同时还能促进尿酸排泄，适合痛风患者食用。

食用注意

牛奶不应高温蒸煮，以免增加沉淀物生成，破坏其营养价值。最好不要喝搁置时间太长的牛奶。患有肾病、肠胃病者不宜过多饮用，脾胃虚寒、痰湿积饮者慎服。

宜

牛奶＋柠檬 → 开胃消食
牛奶＋核桃 → 益智健脑
牛奶＋蜂蜜 → 改善贫血

忌

牛奶＋醋 → 产生不良反应
牛奶＋韭菜 → 产生不良反应
牛奶＋药 → 吸收效果差

纯正香草奶昔

原料

全脂牛奶400毫升，淡味奶油200毫升，香草冰激凌4汤匙，白糖少许

制作

1 把香草冰激凌和牛奶一起放入榨汁机中。

2 接通电源，充分搅打，直到出现泡沫为止。

3 取一茶杯，将搅打好的奶汁倒入杯中，加入奶油，用汤匙充分搅拌均匀。

4 根据个人喜好，可加入白糖调味。

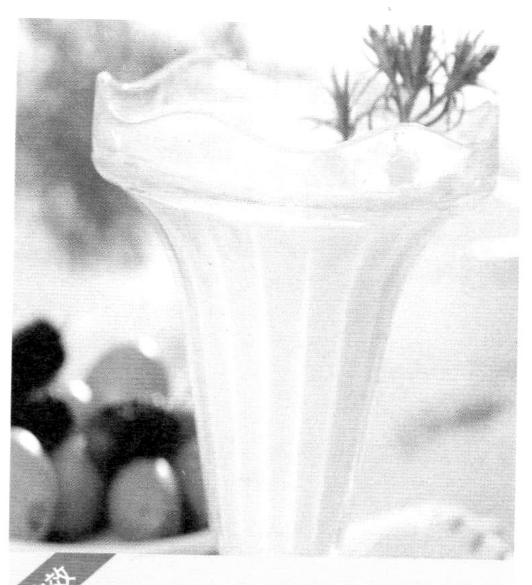

功效

本品有辅助痛风患者增强体质的作用。

功效

柠檬与牛奶搭配，不仅可以开胃消食，还能共同促进尿酸排泄。

柠檬奶茶

原料

牛奶200毫升，红茶包、柠檬各1个，白砂糖适量

制作

1 用水果刀削下柠檬皮，取绿色薄皮部分。

2 锅置火上，倒入适量清水，大火煮开，然后放入红茶包和柠檬皮加盖焖泡。

3 2 分钟后取出茶包，其余材料续焖 10 分钟。

4 倒入牛奶重新加热，沸腾前熄火，滤去柠檬皮，调入白砂糖即可。

苏打水

【调理关键词】痛风患者的饮用水

【酸碱性】属于碱性食物

热量
150.7
千焦/100克

调理痛风的食疗吃法

痛风患者可直接饮用苏打水。购买苏打水之前要查看成分是否有碳酸氢钠，若没有，对身体无益。有的苏打水还添加了甜味剂、香料等成分，并发糖尿病、高脂血症的痛风患者不宜多喝。

对痛风的食疗功效

苏打水——含碳酸氢钠 ($NaHCO_3$) 的水，因水中含有解离的碳酸氢根离子而呈碱性，对肾脏排泄尿酸有很大帮助。它几乎不含嘌呤，适合痛风患者长期饮用，健康人喝一些苏打水也是有益无害的。

食用注意

真正健康的苏打水只是加气的矿泉水的味道，凡有果味的，痛风患者均不宜饮用。胃酸分泌过少的人不要大量饮用苏打水，会加重胃部不适。

宜

苏打水＋西芹 → 健胃利尿
苏打水＋雪梨 → 养阴清热
苏打水＋柠檬 → 增进食欲

忌

苏打水＋醋 → 对身体不利
苏打水＋章鱼 → 丢失营养成分
苏打水＋花生 → 对身体不利

西芹苏打汁

原料

西芹 150 克，冰块、苏打水各适量，食盐 2 克，蜂蜜 1 勺

制作

1 准备一个合适大小的容器，倒入适量清水，加入少许盐，将西芹放入淡盐水中浸泡，捞出洗净。

2 抽撕掉西芹的老筋，用刀背轻拍切段，放入榨汁机中。

3 加入苏打水，添加蜂蜜，搅打均匀成汁（约 30 秒）。

4 将菜汁倒出，过滤掉菜渣，添加冰块，倒入杯中即可。

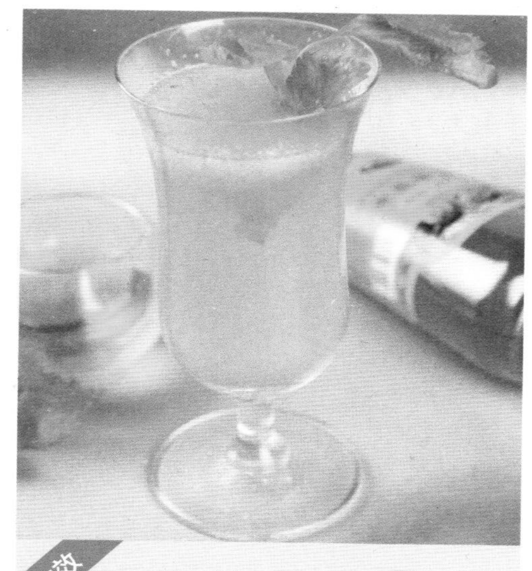

功效

本品可调节体内酸碱平衡，适合痛风并发高血压患者长期饮用。

功效

本品能补充体内所需各种营养物质，有效帮助痛风患者缓解症状。

冰糖苏打梨汁

原料

雪梨1个，苏打水适量，柠檬2片，冰糖适量

制作

1 将雪梨洗净，去皮，去核，切成小丁。

2 将柠檬片、雪梨丁和苏打水一起放入榨汁机中。

3 接通电源，开始榨汁，榨完后关闭电源。

4 取杯子，将已榨好的果汁倒入杯中，可根据个人喜好加冰糖调味。

红茶

【调理关键词】利尿抗菌解毒

【酸碱性】属于碱性食物

热量
1356.2
千焦/100克

调理痛风的食疗吃法

红茶的饮法很多，融合了中西方文化的特点，有传统的热红茶、英式的奶茶、意式的橘茶和冰红茶等。痛风患者可根据自己的喜好适当饮用。

对痛风的食疗功效

红茶具有利尿、消肿、抗菌、解毒等功效。红茶富含维生素C和茶黄素、茶红素及聚合物，有增强血管的抵抗力、抑制动脉粥样硬化、促进尿酸排泄等作用，可有效地降低痛风并发其他心血管疾病发生的概率。

食用注意

红茶中含有较多的咖啡因、活性生物碱及多种芳香物质，这些物质会使人的中枢神经系统兴奋，有神经衰弱、心脑血管病的患者应适量饮用。红茶不宜在睡前或空腹时饮用，隔夜的红茶不能饮用。

宜
- 红茶＋山楂 → 降血压
- 红茶＋牛奶 → 改善食欲
- 红茶＋姜 → 温胃散寒

忌
- 红茶＋酒 → 有损健康
- 红茶＋药物 → 降低药效
- 红茶＋人参 → 降低人参功效

山楂红茶

原料

红茶适量，决明子适量，山楂适量，山药适量

制作

1 将红茶、决明子、山楂、山药充分混合均匀，分装成茶包，以方便使用。

2 每次取一个分装好的茶包，将茶包放入茶杯中，倒入适量沸水，加盖浸泡。

3 静置5分钟待有效成分充分溶解。

4 待温度适中时，滤取茶汁，即可饮用。

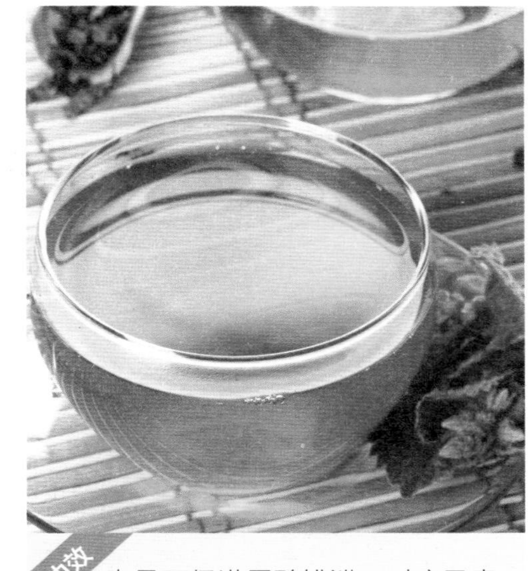

功效

本品可促进尿酸排泄，对痛风患者非常有益。

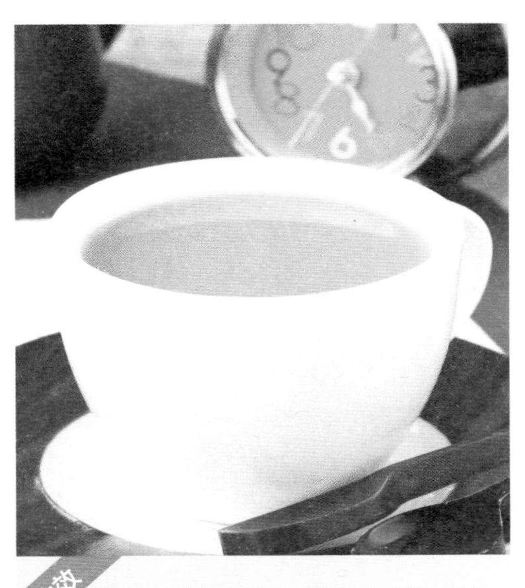

功效

红茶与牛奶搭配，能改善食欲，增强体质，适合痛风患者经常饮用。

润肤红茶

原料

红茶3克，新鲜的牛奶100毫升，食盐少许

制作

1 锅置火上，倒入适量清水，大火煮沸。

2 将准备好的红茶放入沸水中，小火熬煮。

3 另起锅，将100毫升新鲜牛奶倒入锅中，将要煮沸时熄火。

4 取一茶杯，将牛奶倒入杯中，倒入茶汤，加入盐，拌匀即可饮用。

普洱茶

【调理关键词】抗体内酸化

【酸碱性】属于碱性食物

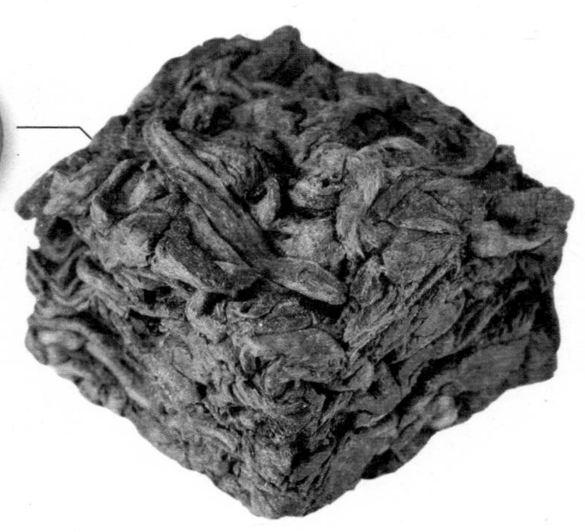

调理痛风的食疗吃法

冲泡水温通常是用100℃沸水，至少不能低于90℃；茶水比例为1 ∶ 50克，或置茶量为容器容量的20%左右。最好将紧压的茶拨开后暴露在空气中两星期，冲泡味道更佳。

对痛风的食疗功效

普洱茶富含维生素E、维生素C、B族维生素及茶多酚和儿茶素类化合物，可降压，降脂，抑制胆固醇升高，可抗体内酸化，促进尿酸排泄，降低痛风并发症发生的概率，适宜痛风患者饮用。

食用注意

普洱茶对水的要求比较严格，煮水时不宜过度沸腾，这样水中的氧气会大量丢失，水温最好不要低于90℃，否则营养成分不能充分析出，口味当然也会大打折扣。

宜
- 普洱＋桂花 → 扩张血管
- 普洱＋菊花 → 清肠去油腻
- 普洱＋陈皮 → 助消化

忌
- 普洱＋牛奶 → 降低营养
- 普洱＋药物 → 降低疗效
- 普洱＋人参 → 降低营养

普洱菊花茶

原料

普洱茶叶5克，干菊花5朵

制作

1 将准备好的5克普洱茶叶、5朵干菊花一同放入茶壶中。

2 锅置火上，加入适量清水，大火烧开，水沸后立即熄火，注意不宜让水过度沸腾。

3 茶壶中倒入适量开水，加盖静置，冲泡10分钟，以待有效成分充分溶出。

4 取茶杯，将静置后的普洱茶倒入杯中，即可滤取茶汤饮用。

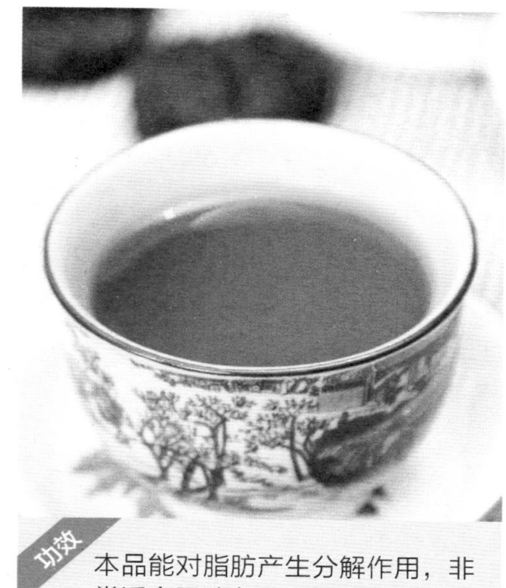

功效 本品能对脂肪产生分解作用，非常适合肥胖者、痛风患者饮用。

桂花普洱茶

原料

干燥桂花2小匙，普洱茶叶1小匙

制作

1 将干燥桂花及普洱茶叶一起放入茶壶中。

2 用温水稍洗茶，冲泡30秒后弃水不用。

3 锅置火上，加入适量清水，大火烧开，水沸后立即熄火，注意不宜让水过度沸腾。

4 茶壶中倒入开水冲泡，加盖闷10分钟，滤取茶汤即可饮用。

功效 本品能帮助痛风患者扩张血管、促进尿酸的排出。

绞股蓝茶

【调理关键词】增强免疫力

【酸碱性】属于碱性食物

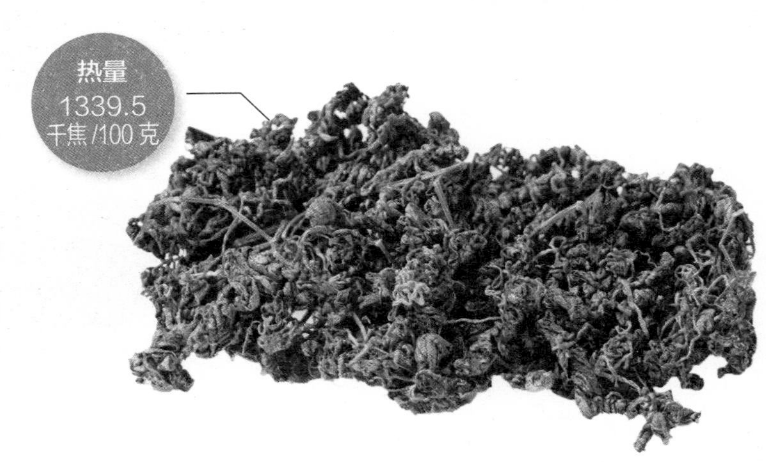

调理痛风的食疗吃法

为了充分有效地吸收绞股蓝茶中的皂苷，饮用绞股蓝袋泡茶一定要注意三点：一是泡茶水要开，以使有效成分溶解；二是不要丢掉第一次的茶，以免营养成分丢失；三是一袋泡茶最好饮用一天。

对痛风的食疗功效

绞股蓝茶含有多种氨基酸及微量元素，特别是含有绞股蓝皂苷，可预防动脉粥样硬化，能给人体细胞提供充分的养分，增强人体血液中淋巴细胞的活性和免疫功能，能有效地缓解痛风症状。

食用注意

初次饮用绞股蓝茶最好先少量饮用，等身体适应后再循序渐进加量。不要喝隔夜的绞股兰茶，最好是早上泡，早起空腹喝一杯，效果尤佳。

宜

绞股蓝＋橘皮 → 理肺气、祛痰

绞股蓝＋山楂 → 利胆汁、促消化

绞股蓝＋车前子 → 增强免疫力

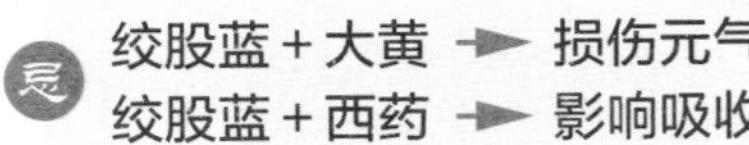

杜仲绞股蓝茶

原料

杜仲10克，绞股蓝5克

制作

1 砂锅置火上，锅中注水大火煮沸，水开后，倒入准备好的10克杜仲、5克绞股蓝茶，拌匀。

2 盖上锅盖，继续煮约10分钟，要确保绞股蓝茶煮到叶子全部发开，才能完全析出其有效成分。

3 关火，准备一个合适的茶杯，盛出药茶后，滤茶汁倒入杯中。

4 可静置待温度适中时饮用，也可趁热饮用。

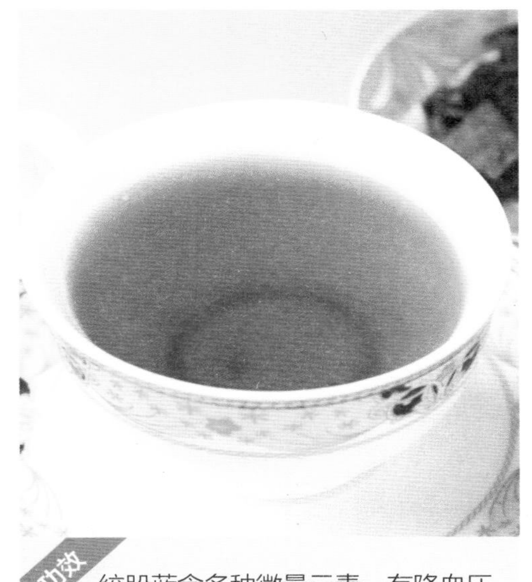

功效

绞股蓝含多种微量元素，有降血压功效，可防治痛风并发高血压症。

功效

本品能有效地降低痛风患者体内尿酸的含量，对痛风患者非常有益。

车前绞股蓝茶

原料

金钱草、绞股蓝茶各15克，车前子、鸡内金各10克，蒲公英、甜菊叶各5克

制作

1 锅置火上，加入清水，大火烧开。

2 将准备好的金钱草、绞股蓝茶、车前子、鸡内金、蒲公英、甜菊叶用茶袋包好，放入杯中。

3 杯中注热开水，冲泡10分钟后。

4 待有效成分充分溶解后，即可取汁饮用。

酸奶

【调理关键词】滋补营养、降脂降压

【酸碱性】属于碱性食物

热量
301.4
千焦/100克

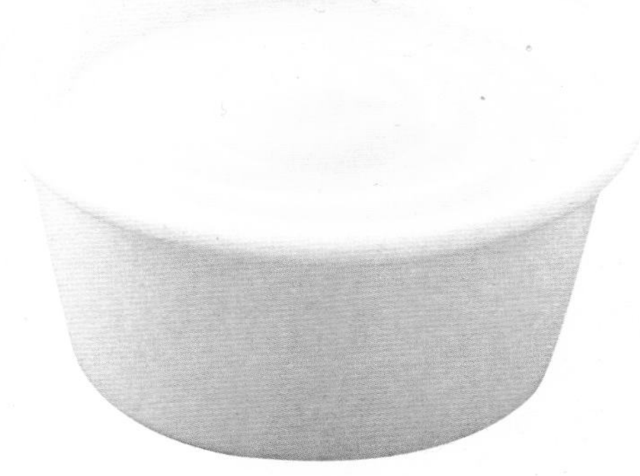

调理痛风的食疗吃法

酸奶的每日适宜用量为200克。酸奶既可以单独饮用，也可以加入水果做成冷饮食用。痛风患者最好饮用低脂或脱脂酸奶，最好在饭后两小时饮用。

对痛风的食疗功效

酸奶含有丰富的糖类、脂肪、蛋白质，其所含的多种酶能促进消化吸收，通过抑制腐生菌在肠道的生长，抑制腐败物所产生的毒素，使肝脏和大脑免受这些毒素的危害。但其嘌呤含量略高，不宜经常饮用。

食用注意

酸奶需要冷藏，不宜加热，也不宜空腹饮用。酸奶属于发酵食物，所以胃酸过多的人不宜多吃；胃肠道手术后的病人、肠道疾病患者忌食。

宜
酸奶＋核桃 → 强筋健骨
酸奶＋芒果 → 补充营养
酸奶＋草莓 → 增加营养价值

忌
酸奶＋黄豆 → 影响钙的吸收
酸奶＋火腿 → 产生致癌物质
酸奶＋花菜 → 破坏酸奶钙质

酸奶核桃仁

原料

老酸奶 2 盒，牛奶 100 毫升，核桃 10 颗

制作

1 挑选饱满的核桃 10 颗，去壳，然后敲碎，放进烤箱内，选择 150℃的温度，烘烤 10 分钟；亦可用油锅炸熟。

2 把 2 盒老酸奶和 100 毫升牛奶一同倒入搅拌机中。

3 接通电源，搅打至奶汁起泡为止。

4 将搅打均匀的奶汁倒入杯中，撒上核桃仁即可。

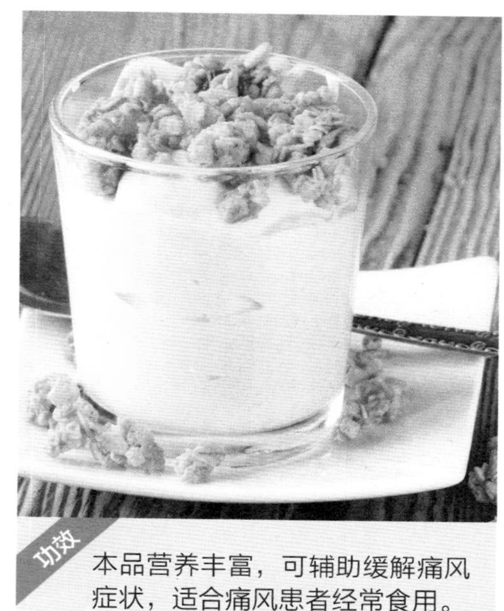

功效 本品营养丰富，可辅助缓解痛风症状，适合痛风患者经常食用。

芒果酸奶汁

功效 经常饮用本品，可以使痛风患者增强体质。

原料

新鲜芒果 1 个，酸奶 300 毫升，莱姆汁适量，碎冰适量，纯蜂蜜 1~2 汤匙

制作

1 将新鲜芒果洗净，削皮，去核，取果肉，切丁。

2 把芒果肉放入搅拌机中，加入酸奶、莱姆汁。

3 接通电源，开始搅打，直至将其搅打起泡沫。

4 取杯子，将搅打均匀的奶汁倒入杯中，加入蜂蜜、碎冰拌匀即可。

绿茶

【调理关键词】利尿、降脂

【酸碱性】属于碱性食物

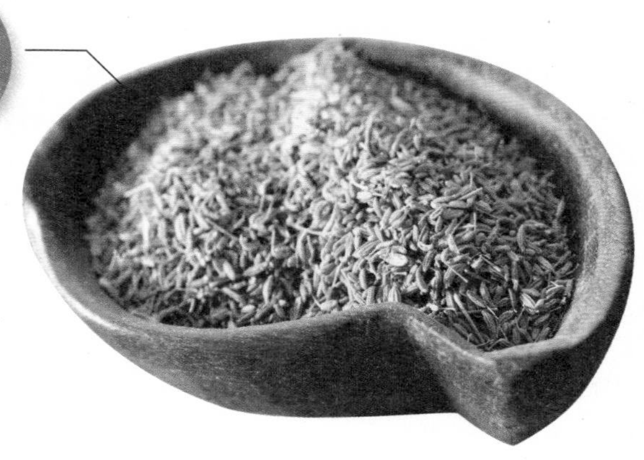

调理痛风的食疗吃法

水温80℃泡绿茶比较适宜。对绿茶的嫩芽，用凉开水浸泡半小时即可饮用。饮用绿茶时，水宜清淡温热，可以帮助痛风患者分泌胃液，有助于食物的消化和吸收。

对痛风的食疗功效

绿茶中含有儿茶素，适当饮用绿茶能避免体内尿酸过高。同时，绿茶还能有效地降低血清及肝脏胆固醇含量，降低动脉粥样硬化和心血管疾病的风险。因绿茶的嘌呤含量略高于其他茶饮，不适合经常饮用。

食用注意

不要用茶水送服药物，服药前后2小时内不要饮茶，以免影响药效。女性经期最好不要喝绿茶，防止铁的流失。睡前半小时最好不要喝绿茶，以免影响睡眠。

宜
- 绿茶＋蜂蜜 → 降火排便
- 绿茶＋柠檬 → 排毒养颜
- 绿茶＋枸杞 → 降压降脂

忌
- 绿茶＋药物 → 影响药物吸收
- 绿茶＋人参 → 降低营养成分
- 绿茶＋大黄 → 引起腹泻

柴胡绿茶

原料

柴胡 3 克，绿茶 2 克

制作

1. 锅置火上，加入适量清水，大火烧开，水沸后静置 2 分钟，以水温达 80℃为宜。
2. 将 3 克柴胡和 2 克绿茶一起放入茶壶中。
3. 茶壶中倒入水温达 80℃的开水，盖上盖子，静置，冲泡数分钟。
4. 当绿茶和柴胡的有效成分溶出后，将茶汤倒入杯中，待温度适中时，即可饮用。

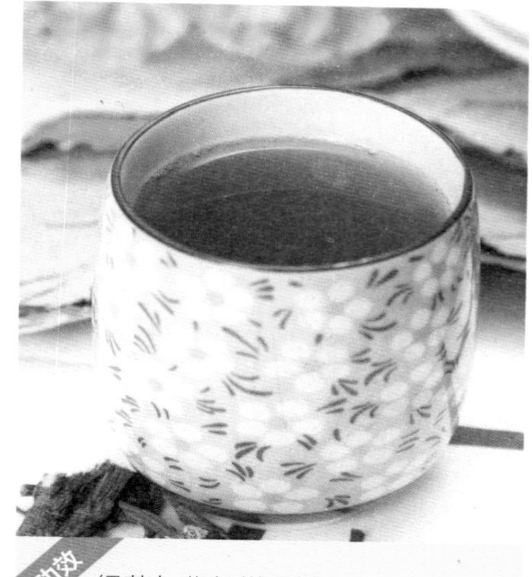

功效

绿茶与柴胡搭配饮用，对于痛风并发高脂血症的患者，效果尤佳。

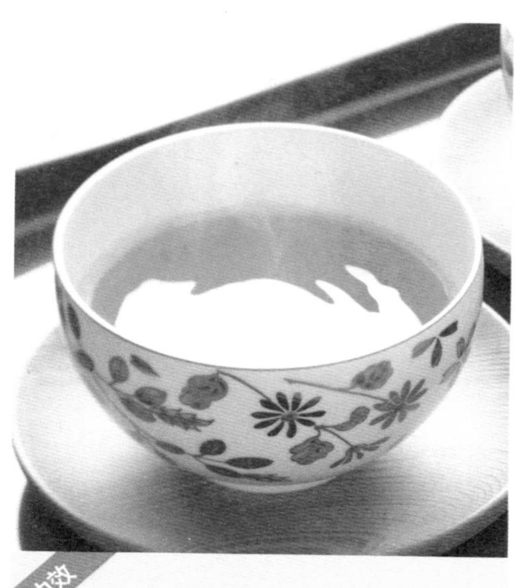

功效

勿忘我绿茶能清热解毒，提高机体免疫力。

勿忘我绿茶

原料

勿忘我花茶适量，绿茶 2 克，蜂蜜少许

制作

1. 锅置火上注水大火烧开，水沸后静置 2 分钟，以水温达 80℃为宜。
2. 将挑选好的勿忘我花茶和绿茶一起放入茶壶中。
3. 茶壶中倒入适量开水，加盖静置，冲泡 10 分钟。
4. 根据个人口味，可加入蜂蜜调味，待温度适中时，滤取茶汤饮用。

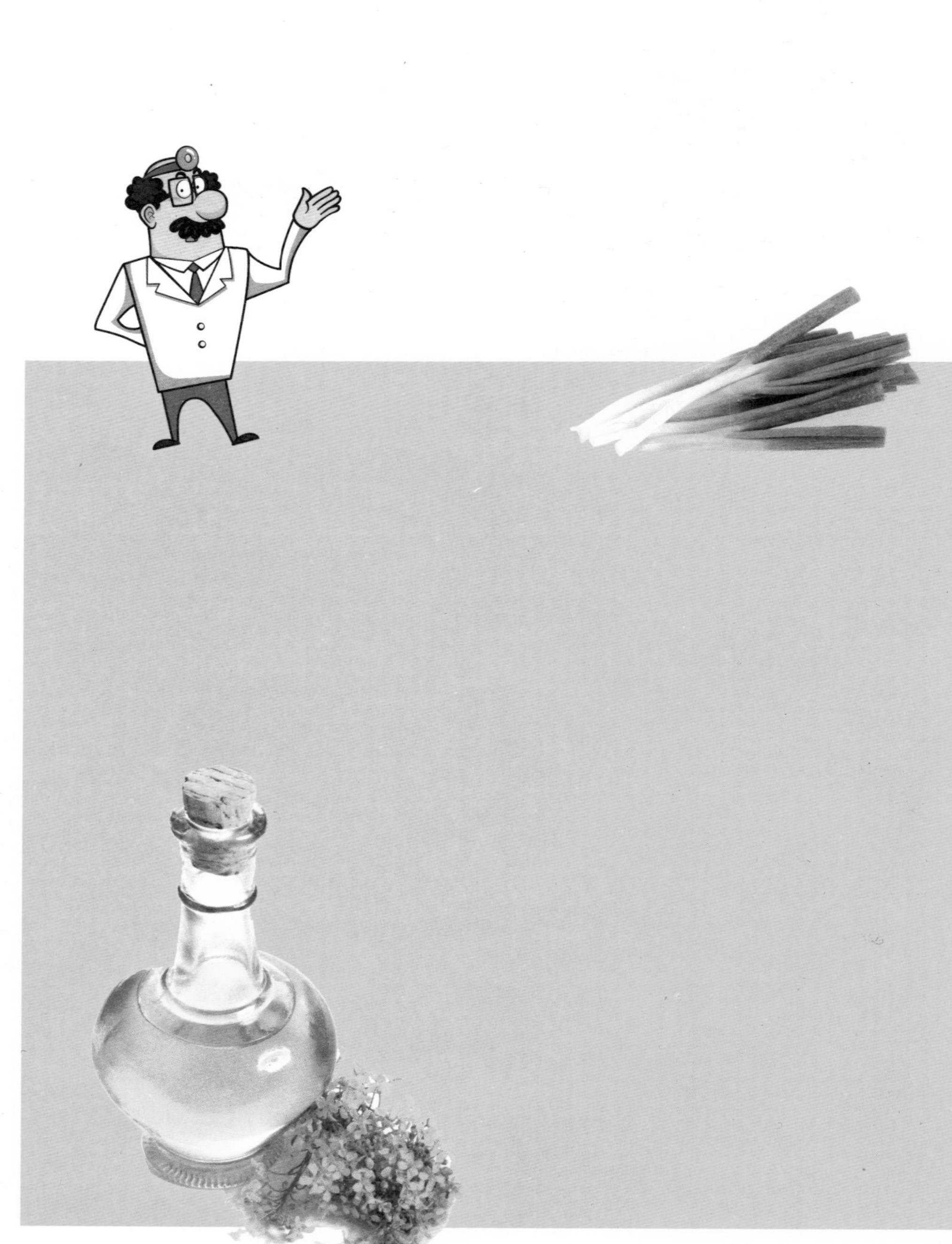

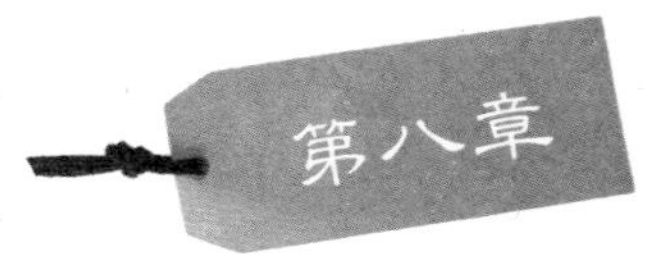

其他类

食用油、作料等常见的烹饪材料，常常不经意间被痛风患者误用，这对病情的控制是很不利的。痛风患者在日常饮食中，用正确的调料去调制食物，不但能使原有食物的味道更加鲜美，还能最大限度地防止营养的流失。反之，则会使病情恶化。

本章节主要介绍烹饪中常用的调味料和其他常见材料，并介绍了其营养成分、作用功效等。痛风患者了解这些，对病情的缓解会大有益处。

榨菜

【调理关键词】痛风患者的开胃菜

【酸碱性】属于碱性食物

热量
138.1
千焦/100 克

调理痛风的食疗吃法

榨菜中含亚硝胺和高盐分，多吃不利。由于维生素 C 是万能解毒剂，在吃榨菜后可多补充一些富含维生素 C 的食物，比如新鲜蔬菜、水果、大枣、猕猴桃、橘子等。

对痛风的食疗功效

榨菜主要含蛋白质、胡萝卜素、膳食纤维、矿物质等，很多营养成分都是人体必需的，而且榨菜嘌呤含量低、成碱性，痛风患者日常饮食比较清淡，可以适当食用一点儿榨菜以改善口味，增加食欲。

食用注意

食用腌渍榨菜不可过量，因为腌渍榨菜含盐量高，过多食用会加重心脏负担，每次 10 克左右为宜。榨菜烹饪之前最好泡一段时间以减少盐分。最好不要吃隔夜的熟榨菜，以免损害健康。

宜
- 榨菜＋鸭胗 → 补充营养
- 榨菜＋白粥 → 有助于减肥
- 榨菜＋豌豆 → 改善口感

忌
- 榨菜＋胡萝卜 → 对身体不利
- 榨菜＋人参 → 降低营养价值
- 榨菜＋西洋参 → 降低西洋参药效

榨菜炒鸭胗

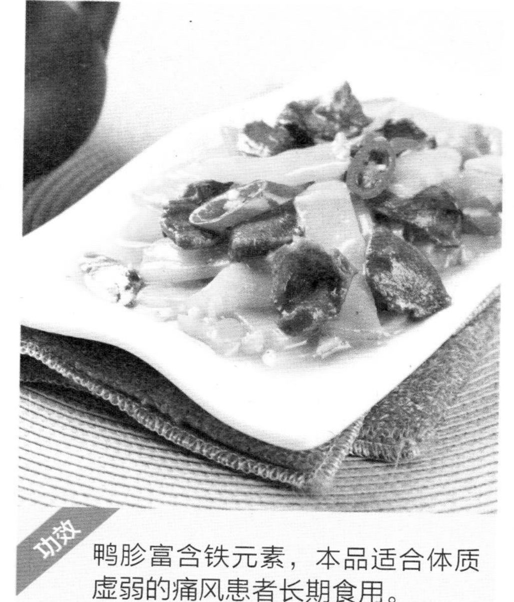

功效

鸭胗富含铁元素，本品适合体质虚弱的痛风患者长期食用。

原料

榨菜 200 克，鸭胗 150 克，红椒圈、姜片、蒜末、盐、白糖、蚝油、食粉、水淀粉、食用油、淀粉各适量

制作

1 在鸭胗上撒上食粉、盐、淀粉，拌匀，加食用油，腌渍至入味。

2 将榨菜焯水，盛出，沥干水分。

3 起油锅，放入姜片、蒜末，爆香；倒入鸭胗，翻炒；再倒入榨菜，放入红椒圈，翻炒。

4 加入盐、白糖、蚝油，炒匀；倒入水淀粉勾芡，盛出盘中即可。

榨菜炒白萝卜丝

功效

本品适当食用能帮助痛风患者改善口味，还能促进尿酸排出体外。

原料

榨菜丝 120 克，白萝卜丝 200 克，红椒丝 40 克，姜片、蒜末、葱段各少许，盐、豆瓣酱、水淀粉、食用油各适量

制作

1 锅中加水烧开，加油、盐、榨菜，煮半分钟，放白萝卜丝，煮 1 分钟。

2 捞出榨菜和白萝卜，沥干水分。

3 锅中注入食用油，放入姜片、蒜末、葱段、红椒丝，爆香，倒入榨菜丝、白萝卜丝，翻炒匀。

4 加盐、豆瓣酱、水淀粉，炒匀，装盘即可。

生姜

【调理关键词】降低胆固醇

【酸碱性】属于碱性食物

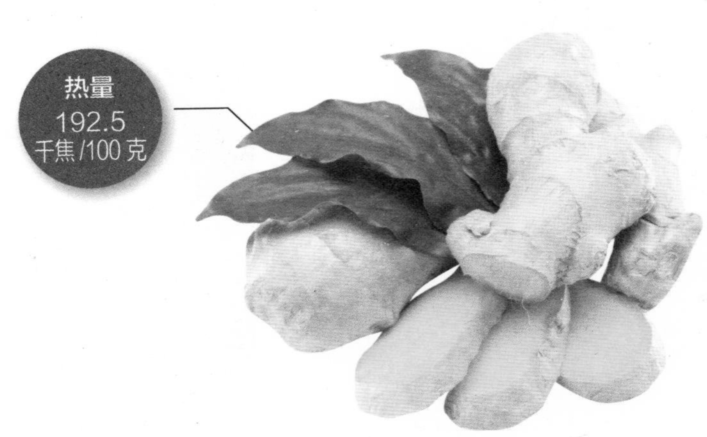

调理痛风的食疗吃法

每天进食10克为宜，老姜辣味大，主要用于调味，还可做姜汁。嫩姜的姜芽可用于腌、渍、泡、酱等。生姜与红糖加水熬煮，能补中益气、健脾胃，预防感冒。

对痛风的食疗功效

生姜含有丰富的挥发油、姜辣素及丰富的钾元素，能够抑制人体对胆固醇的吸收，增强血液循环，促进尿酸的排泄，缓解痛风症状，经常食用对痛风患者非常有益。

食用注意

一次不宜吃太多生姜，否则姜辣素会使人产生上火症状。而且姜是发物，可能引起口干、喉痛、便秘等。姜的热性较大，阴虚内热、血热及痔疮患者忌食。

宜

生姜＋冬瓜 → 利水消肿

生姜＋牛奶 → 增进食欲

生姜＋螃蟹 → 祛寒杀菌

忌

生姜＋狗肉 → 容易上火

生姜＋马肉 → 导致痢疾

生姜＋牛肉 → 引起上火

姜汁牛奶

原料

生姜 25 克，牛奶 200 毫升，红糖少许

制作

1 将新鲜的生姜去皮，切成薄片，然后再切成细丝，备用。

2 汤锅置火上，倒入牛奶，放入姜丝，拌匀，煮至将沸。

3 可加入少许红糖调味，以掩盖姜的辣气，用汤匙将红糖搅拌均匀，煮至糖分溶化。

4 准备容器，盛出煮好的汤，待温度适中时即可食用。

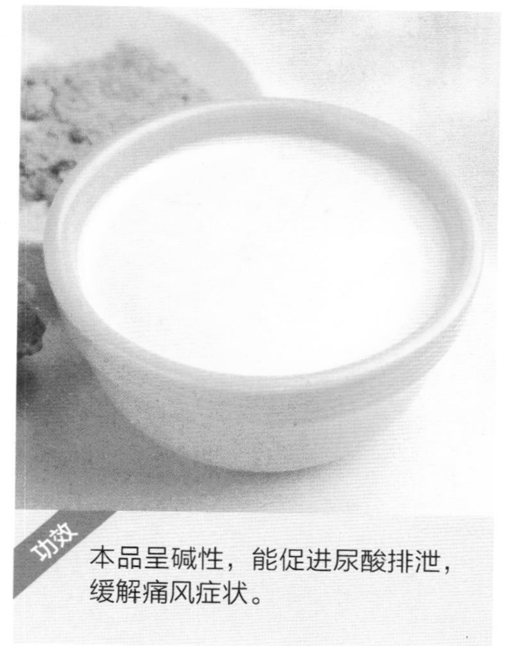

功效 本品呈碱性，能促进尿酸排泄，缓解痛风症状。

生姜炖冬瓜

原料

生姜 30 克，冬瓜 60 克，米醋少许，盐适量

制作

1 冬瓜削去外皮，切开后挖去子，洗净切成块状；生姜去皮，洗净，切成薄片。

2 将切好的冬瓜与适量的生姜片一同放入准备好的砂锅中，将砂锅置火上。

3 加米醋和水，煮至冬瓜熟。

4 用适量的盐调味，盛出装入汤盆中即可食用。

功效 适量食用本品可有效降低体内尿酸含量，从而缓解痛风症状。

醋

【调理关键词】调节体内酸碱平衡

【酸碱性】属于碱性食物

热量
129.8
千焦/100克

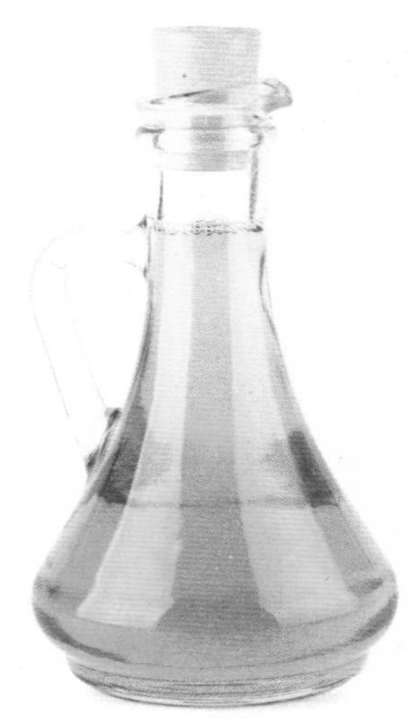

调理痛风的食疗吃法

烹调菜肴时，多放些醋不但可以增加菜肴的风味，减少蔬菜中的维生素C的损失，还可以减少食盐的用量，能预防血压升高，适合痛风并发高血压患者。

对痛风的食疗功效

醋中所含的醋酸及磷、钾等可以软化血管、降低胆固醇、预防动脉粥样硬化、维持体内酸碱稳定、防止尿酸过高、缓解痛风症状，适合痛风并发心脑血管疾病患者食用。

食用注意

烹调时的器具不能用铜制的，因为醋能溶解铜，会引起“铜中毒”；少量吃醋无碍，但是大量喝醋对胃肠刺激太大。忌空腹食醋，免得刺激胃分泌过多胃酸伤害胃壁。

宜
- 醋＋茄子 → 改善血液循环
- 醋＋菠菜 → 补充维生素C
- 醋＋鲤鱼 → 提供丰富营养

忌
- 醋＋牛奶 → 降低营养价值
- 醋＋南瓜 → 破坏营养价值
- 醋＋羊肉 → 引发心脏病

醋拌茄子

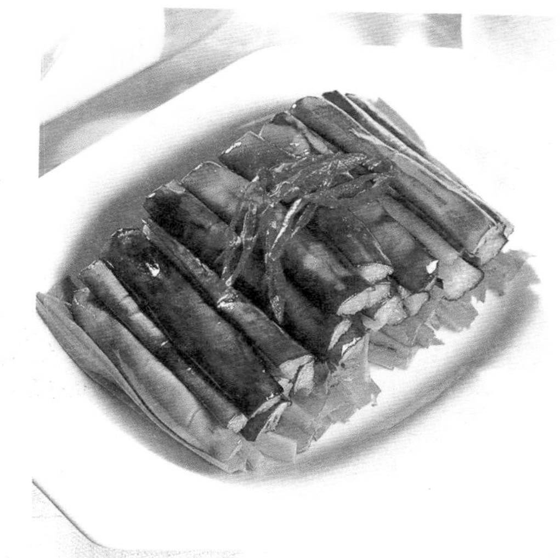

原料

茄子200克，生菜50克，红椒少许，盐适量，醋15毫升

制作

1 生菜择去蔫叶，用清水洗干净，切段，铺盘。

2 红椒去蒂，洗净切圈；茄子洗净，切段。

3 锅置火上，倒入适量水，大火烧开，将茄子放入开水中焯熟，捞出沥干，装入容器中。

4 调入盐和醋拌匀，装盘，撒上红椒圈即可。

功效

本品可有效的改善小血管血液循环，从而更好地促进尿酸的排出。

花生醋菠菜

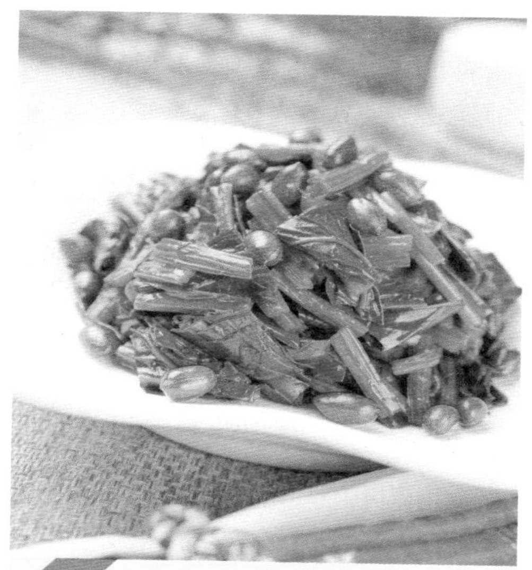

原料

菠菜200克，花生米50克，盐3克，醋20毫升，食用油、香油各适量

制作

1 菠菜择去黄叶、烂叶，洗净，切成段。

2 锅置火上，倒入适量水，大火烧开，用沸水将菠菜焯熟。

3 另起锅，倒入食用油烧热，下花生米炒熟。

4 将焯熟的菠菜和花生米放入盘中，加入盐、醋、香油，拌匀即可。

功效

痛风患者食用本品，能均衡补充营养，同时能调节体内酸碱平衡。

橄榄油

【调理关键词】植物油皇后

【酸碱性】属于酸性食物

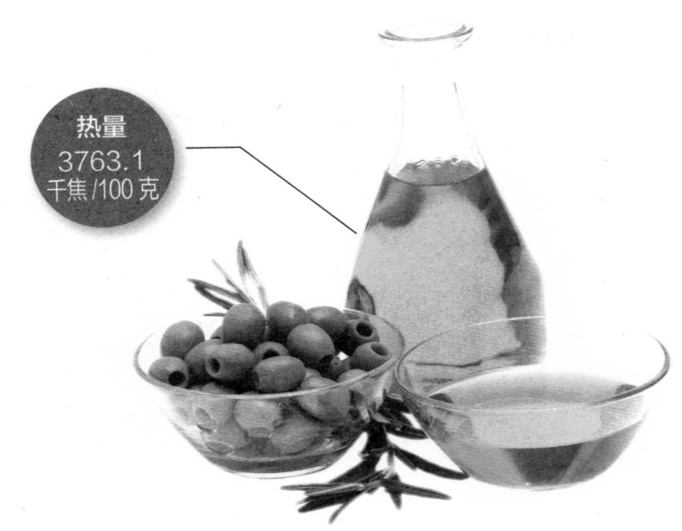

调理痛风的食疗吃法

橄榄油中的多酚类在高温环境下易被破坏，单不饱和脂肪酸易变成反式脂肪酸，对痛风患者身体健康不利。所以橄榄油最好不要高温煎炸，适合用来凉拌。

对痛风的食疗功效

橄榄油中含有较高的不饱和脂肪酸、丰富的维生素A、维生素D、维生素E、胡萝卜素等脂溶性维生素及抗氧化物等多种成分，并且不含胆固醇，非常适合痛风患者食用。

食用注意

橄榄油每日用量不宜超过25克，否则不利于健康。橄榄油遇热会膨胀，所以烹制菜肴时所用的量要比其他油要稍微少一些。不要重复使用高温烧过的橄榄油，以免对身体不利。

宜

橄榄油＋芹菜 → 平肝健胃

橄榄油＋菠菜 → 润燥滑肠

橄榄油＋燕麦 → 养颜护肤

宜

橄榄油＋面包 → 养颜护肤

橄榄油＋西红柿 → 补充营养

橄榄油＋生菜 → 促进排便

橄榄油拌蔬菜沙拉

原料

新鲜生菜100克，新鲜柿子椒1个，青瓜半根，葡萄10颗，乳酪适量，橄榄油15毫升

制作

1 将新鲜的生菜择洗干净，沥干水分，切成块。

2 柿子椒洗净，切块；青瓜洗净，切块；葡萄洗净。

3 锅置火上，倒入适量水，大火将水烧开，将柿子椒用沸水焯熟。

4 把食材混合均匀，浇上橄榄油、乳酪，拌匀即可。

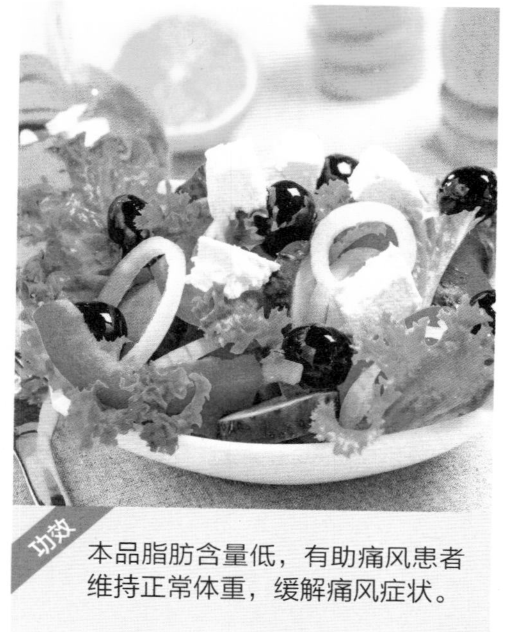

功效

本品脂肪含量低，有助痛风患者维持正常体重，缓解痛风症状。

功效

本品对痛风患者来说，是一道既美味又营养的佳肴。

橄榄油拌蝴蝶面

原料

蝴蝶面100克，圣女果10枚，椰丝适量，盐少许，橄榄油15毫升

制作

1 圣女果洗净，锅置火上，注水，煮沸，放圣女果焯一下，捞出。

2 蝴蝶面洗净，在沸水中焯熟，捞出沥干。

3 放少许盐，与圣女果一起装盘，混合均匀。

4 浇上橄榄油，搅拌均匀，撒上椰丝即可。

葱

【调理关键词】抑菌消毒、健脾开胃

【酸碱性】属于碱性食物

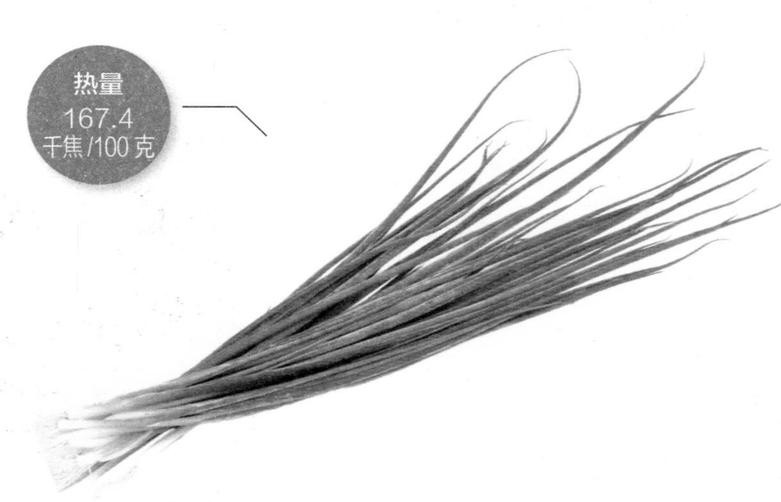

调理痛风的食疗吃法

葱白可以健胃，促进胃液分泌。当胃口不好、吃不下饭，或者吃饭不香时，可以在炒菜时加些葱同炒，也可以生吃来开胃口，促进消化。葱四季都能食用，是烹饪时的主要调味品。葱叶的胡萝卜素、维生素C含量较高，最好不要丢掉。

对痛风的食疗功效

葱含有颇高的挥发油，有刺激机体消化液分泌的作用，还能健脾开胃、增进食欲。葱中所含大蒜素，具有明显的抵御细菌、病毒的作用。适当吃葱可帮助痛风患者增强抵抗力，提高抗病能力。

食用注意

痛风缓解期可适当食用，但只可作为调料，不可作为主料大量食用。表虚、多汗者及溃疡病患者禁吃。葱性温味辛，所以和狗肉、公鸡肉这种性温的食物一起吃，很容易上火。

宜

- 葱＋白灵菇 → 提供丰富的营养
- 葱＋芹菜 → 降低血压
- 葱＋豆腐 → 补充植物蛋白

忌

- 葱＋狗肉 → 增加人体内火
- 葱＋杨梅 → 降低营养价值

葱油珍菌

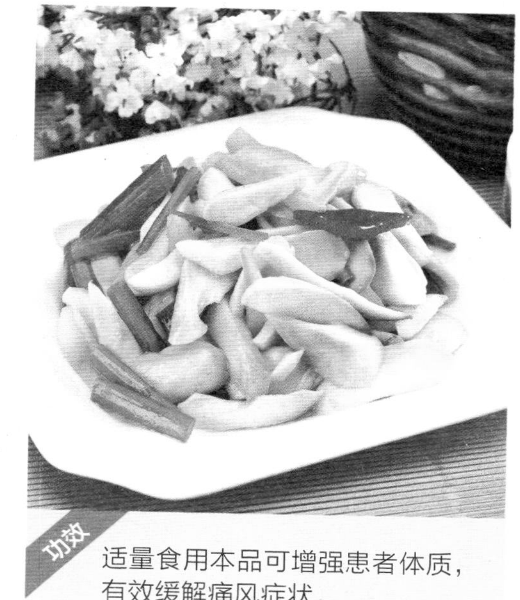

原料

白灵菇300克，红椒块少许，葱20克，盐3克，食用油适量

制作

1 白灵菇洗净，切成片；葱洗净，切成段。

2 锅置火上，倒入适量清水，大火将水煮沸，将白灵菇片倒入开水中稍焯。

3 起油锅，放入葱段、红椒块炒热，然后下入白灵菇翻炒。

4 白灵菇将熟时，调盐入味，略炒即可。

功效 适量食用本品可增强患者体质，有效缓解痛风症状。

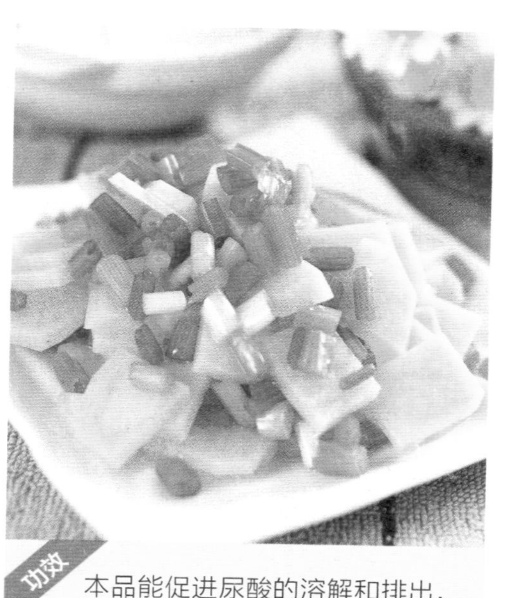

功效 本品能促进尿酸的溶解和排出，适合痛风并发糖尿病患者食用。

葱花芹菜炒土豆片

原料

土豆750克，葱150克，芹菜75克，黄油100克，盐8克

制作

1 把土豆洗净煮熟，捞出，沥干水分，凉凉削皮，切成小薄片。

2 葱、芹菜分别洗净，切成碎末。

3 在煎锅中放黄油，烧热，下土豆片翻炒，翻转至转色。

4 待土豆上匀色时，撒入葱末和芹菜末一起炒匀，加盐调味，即可装盘食用。

花生油

【调理关键词】降低胆固醇

【酸碱性】属于碱性食物

热量 3763.1 千焦/100克

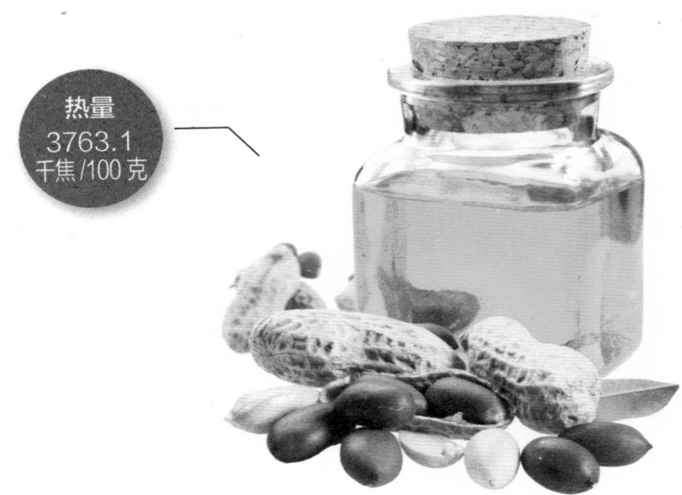

调理痛风的食疗吃法

花生油耐高温，除炒菜外还能煎炸食物。用花生油炒菜，在油加热后，先放盐，在油中爆约 30 秒，可除去花生油中可能存在的黄曲霉素。每天食用花生油以 20 克为宜。食用花生油最好加热，不宜用于凉拌。

对痛风的食疗功效

花生油富含单不饱和脂肪酸、白藜芦醇、油酸、亚油酸及锌等成分，可降低血清胆固醇、软化血管、预防动脉粥样硬化。每 100 克花生油中嘌呤含量少于 25 毫克，适合痛风患者食用。

食用注意

煎炸食物时，最好把握住量，用过的油最好丢弃不宜再用。因为花生油经过反复加热后，容易产生许多对人体有害的物质，这对健康是很不利的。

宜

花生油＋南瓜 → 均衡营养

花生油＋茄子 → 预防心血管疾病

花生油＋大蒜 → 抗菌消炎

宜

花生油＋鸡蛋 → 补充营养

花生油＋牛肉 → 补充蛋白质

花生油＋木耳 → 预防心血管疾病

花生油炒南瓜丝

原料

南瓜400克，花生油6毫升，盐适量

制作

1 将南瓜用清水洗净，去皮，切成两半，把籽挖出，然后切成细丝状备用。

2 锅置火上，倒入适量清水，大火将水煮沸。

3 将南瓜丝放入开水中稍烫，捞出，沥干水分，装入容器中。

4 将花生油、盐倒入味碟中，充分搅匀，然后淋在南瓜丝上，继续搅拌均匀即可食用。

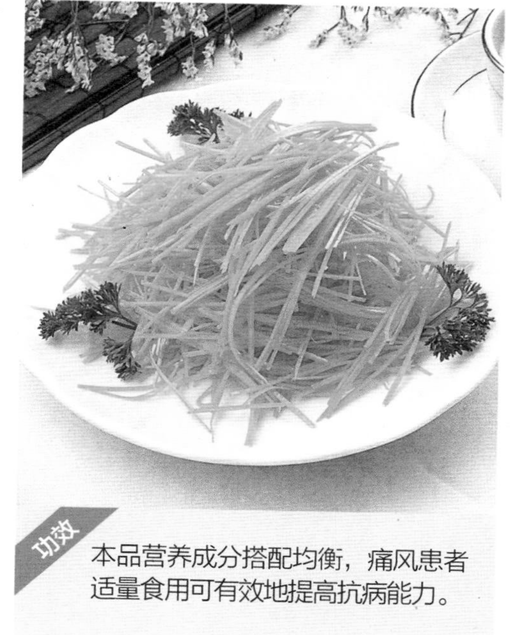

功效 本品营养成分搭配均衡，痛风患者适量食用可有效地提高抗病能力。

花生油焖茄子

原料

茄子 300 克，青椒、红椒各 100 克，蒜适量，盐 3 克，酱油适量，花生油 10 毫升

制作

1 茄子洗净，切块；青椒、红椒洗净去蒂、子，切片；蒜去皮，切片。

2 锅置火上，倒入 10 毫升花生油，待油烧热，放入蒜爆香。

3 再放入茄子、青椒和红椒稍炒。

4 加入水、盐、酱油焖熟，起锅装盘即可。

功效 本品营养丰富，对痛风并发心血管疾病能起到一定的预防作用。

色拉油

【调理关键词】抗体内酸化

【酸碱性】属于碱性食物

热量
3758.9
千焦/100克

调理痛风的食疗吃法

色拉油可用来凉拌做沙拉，也可用来炒菜、煎炸。品质好的色拉油应该是色泽澄清透亮，气味新鲜清淡，适合烹炒、煎炸。食用色拉油每天以40克左右为宜。

对痛风的食疗功效

色拉油含有丰富的维生素E、磷脂、亚油酸等不饱和脂肪酸，可以降低血脂和胆固醇，抗体内酸化，有助于增强细胞活性。但是色拉油的嘌呤含量相比其他油类略高，痛风患者宜限量食用。

食用注意

高温加热后的色拉油尽量不要反复使用，因为含有大量的有害物质。色拉油避免食用过多，否则对心脑血管不利，还容易导致肥胖。不要吃存放时间过长的色拉油，以免对身体不利。

宜
色拉油＋西芹 → 降低血压
色拉油＋辣椒 → 增强新陈代谢
色拉油＋西葫芦 → 促进排毒

宜
色拉油＋蛋黄 → 补充营养
色拉油＋西红柿 → 促进代谢
色拉油＋苦瓜 → 降低血压

色拉油拌西芹

原料

西芹 300 克，甜红椒 50 克，蒜适量，色拉油 5 毫升，盐适量

制作

1 将甜红椒去蒂去子，切圈，装盘垫底用。

2 西芹择洗干净，切小段；蒜去皮，切碎。

3 锅置火上，倒入适量清水，水煮沸后倒入西芹焯一下，捞出沥干，装盘。

4 加入色拉油，以及蒜末、盐，拌匀即可食用。

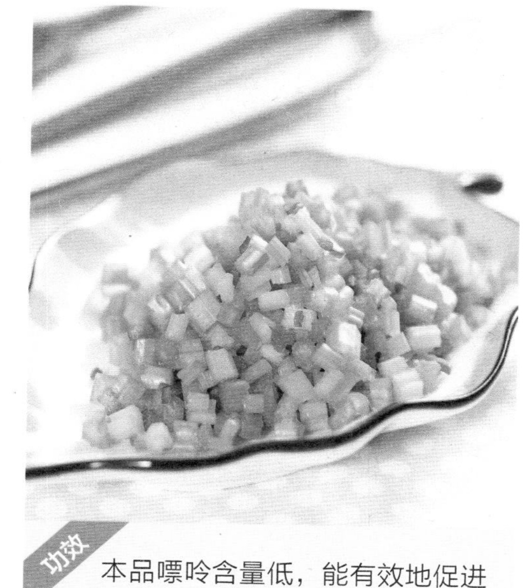

功效 本品嘌呤含量低，能有效地促进尿酸排出体外，对痛风患者有益。

功效 痛风患者适当食用本品，有助促进体内尿酸排出，缓解痛风症状。

色拉油烤西葫芦

原料

西葫芦 300 克，椒盐 2 克，酱油、辣椒油、色拉油各 5 毫升

制作

1 西葫芦去皮，洗净切片，用竹签穿好。

2 用椒盐、酱油、辣椒油、色拉油调成味汁。

3 西葫芦放烤炉上烤，边烤边均匀涂上味汁，翻转，注意不要烤煳。

4 烤熟后，取出放凉，温度适中时即可食用。

大蒜

【调理关键词】降低嘌呤含量

【酸碱性】属于碱性食物

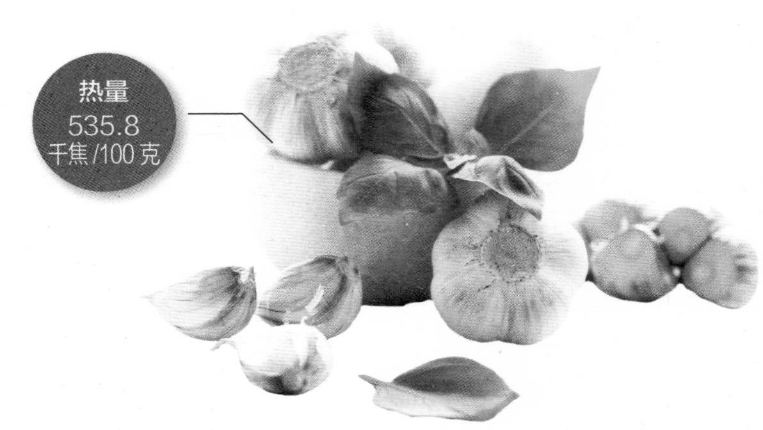

调理痛风的食疗吃法

大蒜一般捣成碎末，可做配料，起调味和杀菌作用。可在烹饪瘦肉或煮粥时加入大蒜，也可与其他蔬菜同时食用，以促进营养物质的吸收。

对痛风的食疗功效

大蒜钾含量较高，有助于体内尿酸盐的溶解和排泄。大蒜还含有丰富的硒，具有抗氧化的能力，能缓解细胞老化速度，使游离嘌呤含量降低。但大蒜嘌呤含量略高，痛风患者在急性发作期应少食或不食。

食用注意

食用大蒜最好捣碎成泥，而不是用刀切成碎末。蒜泥先在室温放置10 ～ 15 分钟，让蒜氨酸与蒜酶在空气中充分结合，产生大蒜素后再食用效果最好。阴虚火旺者和口齿吼舌疾者忌食。

宜

大蒜＋洋葱 → 增强人体免疫力
大蒜＋黄瓜 → 补充维生素
大蒜＋面条 → 开胃助消化

忌

大蒜＋鲫鱼 → 导致肠胃痉挛
大蒜＋山楂 → 导致神经衰弱

蒜泥青椒

原料

青椒 200 克，红椒 20 克，盐 2 克，酱油 5 毫升，大蒜适量，食用油适量

制作

1. 青椒去蒂，去子，洗净，切条状。
2. 红椒去蒂，去子，洗净，切丁；蒜去皮，剁成蓉。
3. 锅置火上，倒入适量食用油，待油锅烧热，下青椒炒至断生，加入蒜蓉、盐炒匀。
4. 出锅后加入酱油拌匀，撒上红椒丁即可食用。

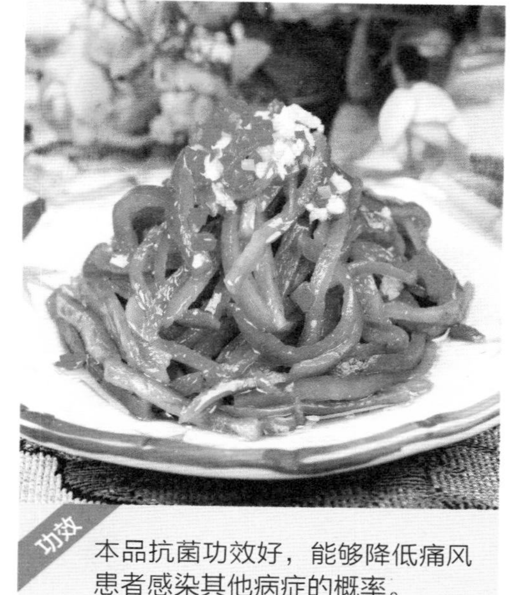

功效

本品抗菌功效好，能够降低痛风患者感染其他病症的概率。

功效

黄瓜为碱性食物，能更好地促进尿酸的溶解和排泄。

蒜香黄瓜

原料

黄瓜 200 克，盐适量，十三香少许，蒜 15 克

制作

1. 将黄瓜用清水洗净，去掉尾后切成薄片；蒜去皮，洗净，用刀横切成薄片。
2. 锅置火上，注水，大火将水煮沸。
3. 将黄瓜在开水中稍焯，取出沥干，装盘。
4. 调入盐、十三香拌匀，将蒜片摆盘即可。

鸡精

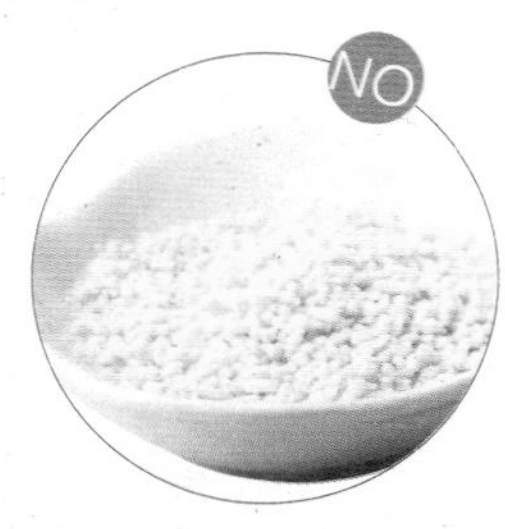

不宜吃的原因：

鸡精的主要成分通常是食盐、味精、核苷酸，加上有机酸盐、糖和香辛料。由于鸡精里还含有核苷酸，而核苷酸的代谢产物就是尿酸，而且鸡精每百克嘌呤含量超过500毫克，不利于痛风患者控制病情，所以，痛风患者应该少吃。

醪糟

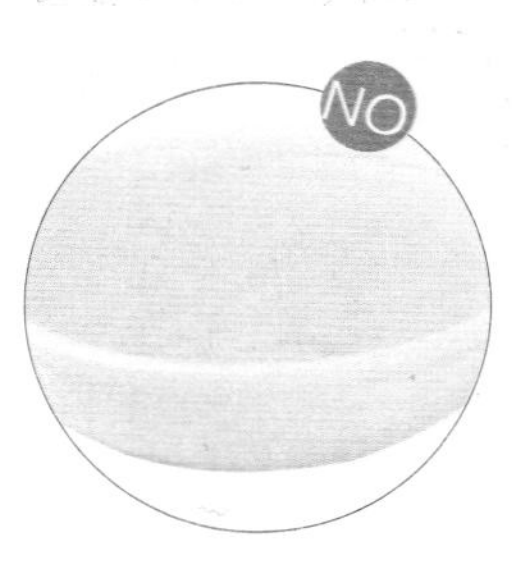

不宜吃的原因：

醪糟富含糖类等成分，容易产生饱腹感，过多地食用容易引起腹胀、腹痛等症状。另外，醪糟是糯米制品，过多地食用容易导致上火。而且，醪糟含有一定的酒精成分，对痛风患者而言，含酒精类的食物或饮品是绝对禁止食用的。

酵母粉

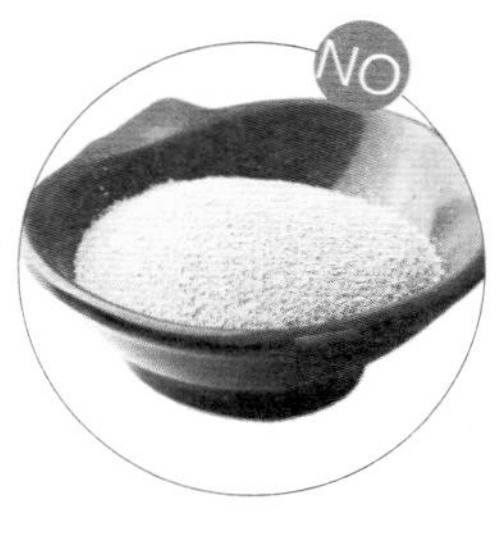

不宜吃的原因：

酵母粉虽然营养价值高，但是多作为调味剂，调味剂类食物不宜过多食用，据测定酵母粉含有的嘌呤类物质极高（589毫克/100克），比有些海产品所含嘌呤都高。对痛风患者而言，不宜食用含过高嘌呤类的食物，否则易导致嘌呤堆积，形成尿酸，从而引发痛风。